AF453508

Docteur René DEFAYE

Préparateur a l'Institut Pasteur de Bordeaux

—

CONTRIBUTION A L'ÉTUDE CLINIQUE

DE

LA CHOLESTÉRINÉMIE

—

TRAVAIL DU LABORATOIRE DE MÉDECINE EXPÉRIMENTALE

BORDEAUX

IMPRIMERIE DE L'UNIVERSITÉ

17, Rue Poquelin-Molière, 17

—

1912

A LA MÉMOIRE DE MON PÈRE ET DE MON FRÈRE

A MA MÈRE

A MON FRÈRE

A MON ONCLE JEAN DEFAYE

A Monsieur le Docteur PETGES

Professeur agrégé à la Faculté de Médecine et de Pharmacie de Bordeaux
Médecin des Hôpitaux.

A Monsieur le Docteur Pierre MAURIAC

Médecin des Hôpitaux.

> Que ce travail soit le témoignage de ma
> gratitude pour la constante et aimable direc-
> tion que j'ai reçue de vous.

PRÉFACE

Une coutume aimable donne au futur médecin, à qui est accordé l'imprimatur du travail inaugural, une place en tête des chapitres techniques pour remercier les maîtres dont il a goûté les leçons.

Nous devons beaucoup à tous nos maîtres de l'Université.

M. le professeur Ferré nous a accueilli dans son laboratoire il y a plus d'un an et nous a permis de nous familiariser avec des recherches de laboratoire qu'il est indispensable au médecin de connaître pour comprendre l'évolution et le traitement de bien des affections. Qu'il nous soit permis ici de l'en remercier.

M. le Dr Buard, chef de laboratoire à l'Institut Pasteur, nous rendit agréable un travail régulier en nous aidant souvent d'utiles explications. Nous nous permettons de l'assurer de nos sincères remerciements.

Pour notre travail, M. le Dr Mauriac, médecin des hôpitaux, nous a honoré chaque jour d'une aide précieuse ; nous devons dire que si ces recherches ont été menées à bien, la plus grande part du labeur lui est revenue.

Quand, au cours de ces derniers mois, il nous a fallu rechercher des malades distribués dans les divers services de l'hôpital Saint-André, nous avons reçu de MM. les Professeurs et Chefs de service l'accueil le plus cordial.

Qu'il nous soit permis ici de remercier spécialement M. le Dr Bitot, médecin des hôpitaux, dont nous avons été si heureux d'être l'élève ; M. le professeur agrégé Mongour, qui nous fit l'honneur de s'intéresser aussi à nos recherches et dont nous avons toujours avec plaisir écouté les leçons. Merci à M. le professeur Arnozan, M. le professeur Cassaët, M. le Dr Dumur, médecin des hôpitaux, qui nous ont toujours accueilli dans les salles des malades confiés à leurs soins.

Merci à M. Lemaire, pharmacien des hôpitaux, qui a bien voulu nous aider dans les pesées délicates, et à M. Simonot, docteur en pharmacie, qui nous a donné de si utiles conseils pour l'exécution des techniques d'extraction de la cholestérine.

CONTRIBUTION A L'ÉTUDE CLINIQUE

DE

LA CHOLESTÉRINÉMIE

TRAVAIL DU LABORATOIRE DE MÉDECINE EXPÉRIMENTALE

INTRODUCTION

Quand, en octobre 1911, M. le professeur Chauffard rédigea
en l'honneur du professeur Raphaël Lépine un mémoire sur
« Les dépôts locaux de cholestérine et leurs rapports avec la
cholestérinémie », la question de la cholestérinémie, jusque-là
réservée aux laboratoires de chimie et de physiologie, com-
mença d'attirer l'attention des cliniciens. Ce travail publié par
la *Revue de médecine* (1) résumait les travaux de M. le professeur Chauffard et de ses élèves MM. Guy Laroche, A. Grigaut,

---

(1) *Revue de médecine*, 1911. Mémoires rédigés en l'honneur du professeur Raphaël
Lépine à l'occasion de sa retraite, par ses élèves et ses amis.

Charles Richet fils, et montrait l'intérêt que pouvait offrir le dosage systématique de la cholestérine dans le sang, afin d'éclairer la pathogénie encore obscure des dépôts locaux de cette substance dans l'organisme. La possibilité de suivre au jour le jour, chez un malade, les variations du taux de cholestérine, grâce à des méthodes simples n'exigeant qu'une minime spoliation sanguine et des manipulations faciles à exécuter, permit de soupçonner l'origine sanguine de ces dépôts et d'émettre de sérieuses présomptions sur les modifications humorales ayant précédé le dépôt pathologique.

De ce jour date l'intérêt croissant au point de vue pathogénique, de l'étude de la cholestérinémie. Mais bientôt se faisait sentir la nécessité de l'étude de la cholestérine pour élucider la signification de beaucoup de réactions humorales. MM. Iscovesco, Gérard, Vincent, Boidin et Flandin (1), etc., s'étaient demandé quel pouvoir avaient les lipoïdes comme antitoxiques, agents modificateurs de l'hémolyse; quel rôle ils jouaient dans la perméabilité de la cellule soit aux toxiques, aux narcotiques, aux toxines, soit aux colorants histologiques.

La cholestérine, existant d'une façon presque constante dans les humeurs et les tissus de l'organisme sain, fut décelée dans les organes de l'homme à des taux variables suivant certaines modifications pathologiques. Elle pouvait donc être considérée comme une substance dont il fallait rétablir le taux moyen pour revenir à l'équilibre humoral, quand elle se trouvait en excès ou en défaut. La thérapeutique qui, avant l'étude systématique de la cholestérinémie, n'avait pour guide que l'indication des dépôts locaux de cholestérine, allait donc avoir une aide nouvelle pour « penser physiologiquement ». Une notion de plus était intervenue. Dans l'organisme malade, la cholestérine pouvait avoir un autre rôle que celui de former des dépôts fâcheux. Puisque son action fut constatée dans la défense contre l'infection et l'intoxication et *in vitro* dans les phénomènes d'hémolyse, on pouvait donc se demander si elle participe comme le

---

(1) Guy Laroche, Guilliau, etc.

chlorure de sodium, l'urée, les sels, les protéides et les lipoïdes dont elle fait partie, aux modifications humorales encore trop mal connues permettant d'augurer du pronostic et d'orienter le traitement.

Laissant à des chercheurs plus expérimentés l'étude de l'extraction de la cholestérine du sérum, nous avons appliqué, tels qu'ils ont été donnés par leurs auteurs, les procédés de M. H. Iscovesco et de M. A. Grigaut. Dans les dosages, ne pouvant mettre en œuvre les méthodes pondérales, nous ne nous sommes servi que des méthodes colorimétriques; de l'avis des auteurs mêmes, elles donnent une approximation suffisante pour rester comparables entre elles, et elles ont l'avantage de ne nécessiter relativement que fort peu de temps et un outillage très simple permettant en plus de donner rapidement, et pour ainsi dire au lit du malade, le chiffre qu'attend le clinicien.

Sans nous dissimuler les difficultés de telles recherches, nous n'avons jamais oublié que si la biologie demande à la chimie le secours de la technique d'extraction et de la réaction colorante, elle se réserve la faculté d'en apprécier les résultats et de les interpréter; en même temps elle note au fur et à mesure des manipulations les diverses particularités qui semblent faire varier tel ou tel dosage, telle ou telle extraction. C'est dire que l'étude de la cholestérinémie nécessite une vérification constante des techniques employées et que bien des expériences entachées de causes d'erreurs ont dû être rejetées.

Dans ce travail, nous exposerons d'abord l'ensemble des recherches faites sur la cholestérinémie. Dans ces derniers temps, bien des faits nouveaux ont été livrés à la publicité et nous nous sommes efforcé de les coordonner. Des recherches purement chimiques sur la cholestérine furent publiées les premières, puis des recherches biologiques, thérapeutiques, cliniques et pathogéniques. Dans le chapitre I⁰ʳ nous avons cherché à les signaler toutes.

Dans le chapitre II, nous exposerons les méthodes chimiques que les auteurs ont publiées pour permettre l'extraction et le dosage de la cholestérine dans les humeurs et les tissus. Nous accorderons une attention presque exclusive aux procédés cliniques, ceux que nous avons employés dans nos recherches, nous voulons parler de la technique de M. A. Grigaut et de celle de M. Iscovesco qui n'a pas encore été étudiée de façon suivie.

Dans le chapitre III seront exposées quelques remarques faites par nous au cours de ces dosages et quelques expériences exécutées dans le but de nous rendre compte de la concordance des résultats fournis par les méthodes colorimétriques et des raisons de leurs variations.

Le chapitre V sera l'exposé de nos observations et des résultats fournis par la méthode d'Iscovesco. Dans les chapitres IV et VI, nous rénumérerons les observations et les résultats donnés par les méthodes de M. A. Grigaut. Le chapitre VII contiendra nos conclusions d'ensemble sur le taux de la cholestérine dans le sang et les humeurs (liquides pleurétiques, d'ascites, de vésicatoires, urines).

Tel sera le plan général de notre thèse. Nos recherches se sont bornées exclusivement à l'étude clinique de la cholestérinémie. Sans doute bien des publications ont été faites sur ce sujet, mais il n'est pas encore de travail d'ensemble qui les résume et les coordonne. Tel aura été notre but. En même temps, nous nous sommes efforcé d'apporter une modeste contribution à cette question par des recherches variées faites sous la direction de M. le professeur Ferré et de M. Pierre Mauriac, médecin des hôpitaux. Nous tenons à remercier ici M. le professeur Denigès qui a bien voulu nous donner des indications sur la technique de la recherche de la cholestérine.

CHAPITRE PREMIER

Historique.

———

Sans nous attarder aux travaux effectués depuis la découverte et l'isolement de la cholestérine ni à l'étude exclusivement chimique de ce corps, après avoir relaté les travaux que le biologiste ne peut ignorer, nous consacrerons quelques alinéas aux propriétés morphologiques qu'offrent les cristaux ou les combinaisons de cholestérine dans l'organisme vivant; ces propriétés ont puissamment aidé à l'édification des théories récentes émises sur la fonction cholestérinigénique des organes.

Nous relaterons ensuite l'historique proprement dit de la cholestérinémie, les travaux de l'école de M. le professeur Chauffard, de MM. les professeurs Lemoine et Gérard, de M. Iscovesco, en notant au fur et à mesure les recherches des auteurs qui ont apporté leur contribution à ces études.

I. Etude chimique de la cholestérine.

Définition et principaux caractères physico-chimiques de la cholestérine.

La cholestérine fut isolée et considérée comme un corps défini il y a longtemps déjà.

Elle fait partie de la classe de substances désignées en chimie organique sous le nom de lipoïdes (1).

———

(1) Overton, « Ueber vitale Farbung », *Arbeiten. f. Wissens. Botaniche*, 1900, t. XXXIV, p. 669; Iscovesco, *Presse médicale*, 18 juillet 1908, p. 457.

Ces corps, que l'on peut extraire des parenchymes par les solvants des matières grasses, ont de grandes analogies avec les graisses et forment dans l'eau des solutions colloïdales.

Ils jouent un grand rôle en biologie, car ils entrent dans la composition de beaucoup de cellules (1).

La cholestérine est un lipoïde aphosphoré et de plus un alcool monovalent (2).

D'après M. Arthus (3) la cholestérine serait un alcool primaire, de constitution chimique mal connue. La formule brute est $C^{26}H^{44}O$ ou $C^{27}H^{46}O$.

Elle est insoluble dans l'eau, les acides étendus, les alcalis. On peut la dissoudre dans un alcool fort bouillant; par évaporation de cette solution, on l'obtient en larges et minces tablettes rhombiques.

On peut la dissoudre dans le chloroforme; et l'évaporation de celui-ci la donne sous forme de longues aiguilles soyeuses (il n'y a pas là d'eau de cristallisation).

On caractérise ce corps en solution par la réaction de M. Liebermann, de M. Salkowski ou mieux encore par la réaction de M. Salkowski modifiée par M. le professeur Denigès (4).

Au microscope, les cristaux de cholestérine sont en marche d'escalier; on peut, en ajoutant un mélange d'acide sulfurique concentré 5 et eau 1, les voir se colorer progressivement des bords au centre en violet.

Les constantes physiques servent à caractériser ce corps, point de fusion autour de 140°, déviation du plan de polarisation de la lumière polarisée.

Les histologistes connaissent les affinités électives de ses cristaux pour certains colorants, le Sudan III par exemple, qui les colore en jaune orangé et l'acide osmique qui les colore en gris tirant au noir par le passage secondaire dans l'alcool à 70° (5).

---

(1) Stephan Muterlich, *Presse médicale*, 8 sept. 1909, p. 635

(2) Mathias Duval et Gley, *Physiologie*, 1909, p. 38.

(3) Arthus, *Précis de chimie biologique*, p. 252. Masson, éditeur.

(4) Denigès, *Manuel de travaux pratiques de chimie biologique*, 1907, p. 34.

(5) Chauffard, Pathogénie des rétinites albuminuriques (*Semaine médicale*, 24 août

Nous avons cru bon de signaler ici ces données ; elles aideront, sinon à discuter, du moins à comprendre la marche des techniques d'extractions.

II. La cholestérine dans l'organisme vivant.

I. Origine de la cholestérine du sang.

La cholestérine se trouve dans toutes les cellules et les humeurs de l'organisme.

Son origine n'est pas encore bien déterminée.

Pour MM. Marcel Labbé et F. Besançon (1), la cholestérine existant dans le sang provient, comme la lécithine, de la destruction des leucocytes.

Pour M. Chauffard (2), il y aurait des organes qui sembleraient cholestérinigènes, comme le corps jaune de l'œuf, le tissu périrénal, les capsules surrénales, le foie, etc.

Il est tout naturel de penser qu'elle peut aussi avoir une origine alimentaire (cervelles, œufs, ris de veau, légumes, etc.).

Les expériences de Flint (3) sur le passage dans le sang de la cholestérine provenant de la désintégration des cellules nerveuses n'ont pas été répétées depuis que des méthodes précises de dosages ont été publiées. Nous rappelons simplement pour mémoire que Flint constata dans le sang de la veine jugulaire une quantité de cholestérine plus forte que dans le sang de la carotide.

On peut retrouver la cholestérine dans presque tous les organes et presque tous les liquides organiques.

La bile en renferme 1 ou 2 grammes pour 1.000 environ à

1812), p. 195. Cet auteur donne également dans cet ouvrage une technique pour faire un examen microscopique démonstratif dans la rétine où les tissus que l'on soupçonne renferment des dépôts de cholestérine.

(1) Marcel Labbé et F. Besançon, *Traité d'hématologie,* p. 130. Steinhel, éditeur, 1904.

(2) Chauffard, C. R. S. B., 17 février 1911.

(3) Flint, *Journal de physiologie,* 1864.

l'état physiologique, fait connu depuis longtemps. D'après MM. Duval et Gley (1), la bile provenant du foie serait moins riche en cholestérine (0 gr. 25 p. 100) que celle que l'on trouve dans la vésicule biliaire (de 0 gr. 20 à 0 gr. 40 p. 100). Pour d'autres auteurs (2), la cholestérine ne serait histologiquement retrouvée dans les parois de la vésicule biliaire que dans les cas pathologiques.

Dans le sang, les acides gras peuvent se trouver en combinaison avec la cholestérine; c'est sous cette forme qu'elle se retrouve dans le sérum (d'après M. Hurthle) (3).

Les globules rouges, les globules blancs du sang en renferment, comme les nerfs, la moelle, le cerveau, le foie, la rate, les jaunes d'œufs, la sueur, le lait, l'enduit graisseux du fœtus, le sperme, les fèces.

Les organes qui en renferment d'une façon constante sont surtout les organes en voie de formation. Presque toujours, la lécithine l'accompagne. On a vu dans ce fait une preuve de la valeur histogénétique de ces corps.

Des recherches ont été faites par M. Grigaut (4) sur le taux de la cholestérinémie chez les animaux. Les moyennes qu'il donne sont :

	Gramme par litre
Pour le lapin.	0,28
— rat.	0,34
— cobaye.	0,40
Pour les moutons et chèvres.	0,65
— équidés	0,80
— porcs	1 »
— bœufs	1,30
— hommes	1,60

(1) Mathias Duval et Gley, *Traité élémentaire de physiologie*, 1903. Ballières et fils, éditeurs, p. 244, 319.

(2) Laroche et Flandin (C. R. S. B.), 3 mai 1912, *Recherche histologique de la cholestérine dans la bile et les parois de la vésicule biliaire.*

(3) Voir Mathias Duval et Gley, *Traité élémentaire de physiologie.*

(4) Grigaut, *Le taux de la cholestérinémie chez les herbivores et les rongeurs* (C. R. S. B., 29 juillet 1911).

II. **Propriétés biologiques de la cholestérine.**

Nous dirons seulement quelques mots des recherches faites sur les relations de la cholestérine avec l'hémolyse, la narcose et les intoxications.

Ayant simplement cherché quelles relations avec les différentes lésions de l'organisme humain avait le taux de la cholestérinémie, nous n'aurons à envisager ici que des propriétés de ce corps qui peuvent influer sur les réactions vitales.

Nous n'oublions pas que les réactions constatées *in vitro* peuvent être très modifiées dans un organisme vivant. Nous les citons cependant, car on doit toujours tenir compte des faits du laboratoire qui, s'ils ne sont pas répétés par la vie d'une façon identique, reproduisent néanmoins d'une façon aussi approximative que possible la réalité. Ils ont surtout le grand mérite de préciser les idées que peut suggérer l'observation des malades.

A. **La cholestérine et les narcotiques.**

La cholestérine ne semble pas être une substance que l'on puisse impunément injecter dans le sang ou introduire dans l'organisme en utilisant les propriétés absorbantes des séreuses.

Des chiens ayant reçu à plusieurs reprises et à petites doses des injections intra-veineuses de cholestérine succombèrent dans le coma (1).

Une solution huileuse de cholestérine injectée dans le péritoine du cobaye provoque chez cet animal de la somnolence et du coma.

B. **Pouvoir antitoxique.**

En 1897, M. Phisalix signala son pouvoir antitoxique vis-à-vis du venin de vipère.

Plus tard, MM. Gérard et Lemoine annoncèrent (2) que si on mélange deux solutions de tuberculine et de cholestérine, le

(1) Marfan.
(2) Gérard et Lemoine, *Société médicale des hôpitaux,* 26 novembre 1907.

poison tuberculeux semble neutralisé ou, dans certaines proportions, très atténué.

MM. Kyes et Sachs, pour le venin du cobra, ont conclu de la même façon.

M. Vincent (1) attribue au même corps le pouvoir antitétanique qu'il avait trouvé à la bile.

Dans la cellule nerveuse, elle joue un rôle protecteur contre les intoxications.

Elle fixe très mal la toxine tétanique (2).

La cholestérine neutralise la toxine botulique (3).

Par elle-même cette substance ne serait pas antitoxique (4); elle agirait par les propriétés de ses combinaisons. Ainsi certains auteurs, MM. Ranson, Kyes, voient un rapport étroit entre les propriétés antihémolytiques et les propriétés antitoxiques de la cholestérine. Des globules sanguins, traités par la saponine, s'hémolysent plus facilement s'ils sont dans de l'eau physiologique que dans le sérum. Or, le sérum, traité par l'éther, perd ces propriétés et l'éther a dissous une substance dont Ranson a prouvé l'identité avec la cholestérine.

La cholestérine est donc antitoxique en déviant la saponine et en préservant ainsi les globules de son action toxique.

Par contre, par sa présence dans les voies digestives, la cholestérine aurait un pouvoir antitoxique en abaissant la tension superficielle des liquides intestinaux et partant, en facilitant les échanges (5).

C. La cholestérine et l'hémolyse.

Divers auteurs ont, comme MM. Ranson, Kyes, tenté d'attribuer l'action antitoxique de la cholestérine aux propriétés anti-

---

(1) Vincent, C. R. S. B., t. LXIII, p. 695.

(2) Laroche, Grigaut, C. R. S. B., 29 avril 1911, t. I, p. 657.

(3) Kempner et Schpilewsky, Ueber antitoxixische Inbitanz en gegenüber dem Botulismurgift. *Zeitschrift für Hygiene*, 1898, t. XXVIII, p. 213.

(4) Laroche, Grigaut, *Rôle des protéides dans l'absorption et la neutralisation de la toxine tétanique par la substance nerveuse*, C. R. S. B., 29 avril 1911, t. I, p. 657.

(5) Iscovesco, C. R. S. B., t. II, 16 décembre 1911, p. 637.

hémolytiques qu'elle possède et qui ont été étudiées par de très nombreux auteurs.

Depuis MM. Noguchi, Landsteiner, Eisler, Th. Muller, Iscovesco, les propriétés antihémolytiques de la cholestérine sont bien établies. On sait aujourd'hui que, « d'une façon générale, l'action des sérums hémolytiques est considérablement atténuée et même pour certaines doses complètement annihilée par la cholestérine » (1).

M. Salkowski (2), en 1906, émettait l'hypothèse que la cholestérine du sang pouvait avoir une influence neutralisante sur les substances hémolytiques produites par les organes malades ou introduites dans la circulation par l'alimentation. Une note publiée (3) par MM. Ferré, Mauriac et Defaye semble en contradiction avec cette manière de voir.

. . . .

« Etant données les propriétés antihémolytiques bien établies de la cholestérine (MM. Ranson, Noguchi, Landsteiner, Iscovesco, Flandin et Bordier, etc.), nous nous sommes demandé si par des recherches directes on pouvait constater l'existence d'une relation entre le pouvoir hémolytique du sérum et la quantité de cholestérine qu'on peut y déceler par les procédés cliniques.

» Le dosage du pouvoir hémolysant des sérums a été fait suivant la technique décrite par nous au Congrès de Lyon (1911).

» En ce qui concerne la cholestérine, nous avons appliqué dans 24 cas la méthode de M. Grigaut et dans 28 autres cas la méthode de M. Iscovesco ».

« Il ne paraît pas exister de relation directement appréciable entre le pouvoir hémolytique du sérum et la quantité de cholestérine décelée par le dosage clinique ».

Donc, dans les conditions d'expériences où MM. Ferré, Mauriac et Defaye se sont placés, il n'est pas possible de vérifier les hypothèses émises par Noguchi et Iscovesco.

____

(1) Iscovesco, *La Presse médicale*, 29 août 1908, p. 553.

(2) Salkowski, *Berl. klin. Wochens.*, 1906.

(3) Réunion biologique de Bordeaux, 7 mai 1912, *In* C. R. S. B., 24 mai 1912.

Comme nous l'avons déjà relaté à propos de son pouvoir antitoxique, la cholestérine a une action qui entrave l'hémolyse provoquée par la saponine.

Cette action, contrôlée par Iscovesco (1) et Noguchi (2), est tellement nette que MM. Boidin et Flandin ont pu essayer d'en tirer une méthode rapide pour doser dans un sérum la teneur approximative en cholestérine (3) ; ces auteurs peuvent par ce procédé effectuer un diagnostic d'hypercholestérinémie, car il y a un parallélisme entre le taux de la cholestérine du sérum et son pouvoir empêchant sur l'action hémolysante de la saponine. Il ressort d'ailleurs d'un travail récent (4), que cette méthode ne peut donner le chiffre net de cholestérine ; elle permet simplement de soupçonner s'il y a hyper ou hypocholestérinémie.

III. Etude clinique.

α. Etude clinique de la cholestérinémie.

Trousseau (5) semble avoir été le premier clinicien qui se soit préoccupé du rôle de la cholestérine dans l'organisme, au point de vue clinique et pathogénique. Il se basait sur les recherches des physiologistes Flint et Oré. Flint (6) avait trouvé une forte augmentation de la cholestérine dans le sang de malade atteint de cirrhose et mort dans un état de stupeur prolongée. D'autres auteurs, Becquer et Rodier, avaient constatés les mêmes faits. Soupçonnant que cette substance pourrait offrir un intérêt dans la connaissance de la pathogénie des affections, le grand clinicien n'avait pas négligé de signaler des découvertes récentes.

---

(1) Iscovesco, C. R. S. B., vol. LXIV, p. 404, 1908.

(2) Noguchi, *Centralbl. f. Babeter*, XXXII, p. 337, 1902.

(3) Boidin et Flandin, C. R. S. B., 6 janvier 1912, p. 28.

(4) *Presse médicale*, 20 juin 1912.

(5) Trousseau, *De la cirrhose*, clinique médicale de l'Hôtel Dieu de Paris, t. III, p. 571. Ballières et fils, éditeurs, 1902.

(6) Flint, *Journal d'anatomie et de physiologie*, de Charles Rabin, septembre 1864.

La littérature médicale n'offre jusqu'à ces dernières années aucun article saillant sur l'importance clinique de la teneur du sang en cholestérine. Cela s'explique bien par ce fait que les matériaux d'études manquaient (la cholestérine pure n'est devenue commerciale que dans ces dernières années). Et puis la chimie n'avait pas encore donné de méthode de dosage de cette substance dans les matières organiques, du moins de méthode permettant de faire beaucoup de dosages et cela sur des prélèvements sanguins minimes.

Avec M. Chauffard et ses élèves, avec MM. Lemoine et Gérard, la notion de cholestérinémie a enfin pris place dans la clinique comme l'azotémie et la chlorurémie.

Nous allons relater l'ensemble des recherches publiées sur la cholestérinémie clinique.

Les chiffres de dosages publiés par M. Chauffard et ses élèves ont été obtenus par une méthode d'extraction différente de celle employée par MM. Lemoine et Gérard. Ainsi peuvent s'expliquer les quelques divergences de vues de ces auteurs. La méthode clinique de M. Henri Iscovesco n'a pas été étudiée encore en clinique; nous présentons au chapitre V un ensemble de dosages effectués suivant cette méthode dite d'extraction totale.

Etudions donc ce qu'ont trouvé les auteurs dans les différentes affections où il leur a paru intéressant d'étudier le taux de la cholestérinémie. Nous dirons ensuite un mot des dépôts locaux de cholestérine et de l'emploi de ce corps en thérapeutique.

Chez les hépatiques.

A la séance de la Société de Biologie du 7 janvier 1911 (1), dans une note sur « le taux de la cholestérinémie chez les hépatiques », MM. Chauffard, Guy Laroche et A. Grigaut indiquent les résultats de recherches sur cette question, recherches effectuées avec le procédé (décrit dans un autre chapitre) d'extraction de M. A. Grigaut qui donne une moyenne « variant entre

---

(1) A. Chauffard, Guy Laroche, A. Grigaut (C. R. S. B., t. LXX, p. 20).

1 gr. 20 et 1 gr. 80 à l'état normal; nous considérons comme pathologiques les chiffres supérieurs à 2 grammes » (1).

Ces auteurs donnent les chiffres suivants :

1° *Hépatites et angiocholécystites avec ou sans ictère :*

4 cirrhotiques avec peu ou pas d'ictères avaient respectivement 1,70, 1,85, 1,60, 1,75.

Hépatite aiguë évoluant vers l'ictère grave, mais terminée par la guérison : 1 gr. 50.

Angiocholite avec ictère par rétention : 2,25.

Cholécystite avec subictère : 1,75.

2° *Cholélithiasiques :*

4 cas respectivement : 3,90, 3, 3,85, 3,85.

3° *Cancer du foie et des voies biliaires :*

Sarcome du foie sans ictère : 1,80.

Ictères par rétention avec néoplasme : 1,90, 2,80, 4,10.

4° *Ictères hémolytiques :*

3 cas par extrait éthéré de Soxhlet, chiffres normaux.

« Dans toutes ces recherches, les malades étaient au régime lacté et les prises de sang ont été faites à jeun ». Les auteurs concluent : « On sait l'opposition entre les ictères hémolytiques et les ictères d'autre nature; l'opposition se poursuit sur le terrain de la cholestérinémie. L'hypercholestérinémie fait défaut dans les ictères congénitaux ou acquis, elle est habituelle chez les cholémiques ictériques non lithiasiques, elle est à peu près constante et très prononcée chez les lithiasiques. Son taux diminue ou revient à la normale quand l'ictère par rétention disparaît par voie médicale ou opératoire.

» Mais si, d'une manière habituelle, il y a un certain parallélisme entre les degrés de la cholémie et de l'hypercholestérinémie, ce rapport n'est cependant pas nécessaire et il peut même y avoir une dissociation des deux états sériques. C'est ce que

---

(1) A. Chauffard, Guy Laroche, A. Grigaut (C. R. S. B., t. LXX, p. 20).

l'on peut voir, par exemple, chez les xanthélasmiques et les cholélithiasiques qui, d'après nos recherches, représentent les deux types les plus nets et les plus complets de l'hypercholestérinémie ».

MM. Apert, Péchery et Rouillard publient l'observation suivante (1) :

« E..., insuffisance mitrale, cirrhose cardiaque, ictère.

» 0 gr. 90 de dosage de la cholestérine le 29 février.

» Mort le 12 mars ».

Chez les typhiques.

MM. A. Chauffard, Guy Laroche, A. Grigaut (2) ont étudié chez 10 typhiques l'évolution de la cholestérinémie.

Pendant le premier septenaire, 0 gr. 90 de cholestérine totale.

« Dans les septenaires suivants, la courbe est progressivement ascendante jusqu'à un maximum variable qui s'est montré atteindre 3 grammes dans un cas dosé en cholestérine totale, la date d'apparition du chiffre maximum, dans les cas non compliqués de rechute, s'est échelonnée entre le 27ᵉ et le 36ᵉ jour.

» Le maximum précède toujours la reprise alimentaire, alors que le malade est encore au régime lacté pur.

» Une fois le maximum atteint, la courbe s'abaisse assez rapidement pour revenir à la normale dans un délai de trois semaines environ, mais qui peut varier suivant les cas.

» Dans les cas compliqués de rechute (2 cas) ou de perforation (1 cas), la cholestérinémie tombe brusquement au-dessous de la normale ».

Au cours des cardiopathies chroniques et des néphrites chroniques.

MM. A. Chauffard, Guy Laroche et A. Grigaut (3) ont dosé la cholestérine dans le sérum de malades atteints de ces affections et soumis depuis longtemps au régime lacté.

---

(1) Apert, Péchery et Rouillard, *Mesure de la cholestérinémie chez les diabétiques* (C. R. S. B., 31 mai 1912, t. LXXII, p. 824).

(2) A. Chauffard, Guy Laroche, A. Grigaut, C. R. S. B., t. LXX, p. 70.

(3) A. Chauffard, Guy Laroche, A. Grigaut, C. R. S. B., t. LXX, p. 108.

Chez neuf asystoliques, le taux est resté normal (de 1 gr. 10 à 1 gr. 60).

Chez un asystolique cardio-rénal évoluant vers la néphrite chronique, il s'est élevé à 2 gr. 20.

Dans la néphrite chronique, chez six malades n'ayant pas d'accidents urémiques graves, le taux est resté normal ou légèrement augmenté, 1 gr. 35 à 2 gr. 20, et accompagné de rétention azotée.

Chez six autres malades atteints de crises d'urémie, hypercholestérinémie constante, 2 gr. 35 à 8 grammes.

Ces auteurs ajoutent : « Il semble bien, quand la néphrite se complique de grande rétention azotée, que le chiffre de la cholestérine tende à baisser relativement comme s'il y avait un rapport inverse entre les taux de la cholestérinémie et de l'azotémie ». Ce fait a été également noté par nous dans l'étude de la cholestérinémie d'un urémique.

Au cours de la tuberculose pulmonaire.

MM. A. Chauffard, Charles Richet fils et A. Grigaut ont recherché le taux de la cholestérinémie au cours de la tuberculose ; après avoir donné six exemples de tuberculose pulmonaire apyrétique et neuf exemples de tuberculose pulmonaire fébrile, ces auteurs concluent (1) : « chez les tuberculeux apyrétiques le taux de la cholestérinémie reste normal, tandis que chez les tuberculeux fébriles il est constamment abaissé et cela d'autant plus que l'état général est plus mauvais ou la fièvre plus élevée..... Chez cinq tuberculeux, on a recherché l'action de l'huile de foie de morue donnée depuis au moins cinq jours à la dose de deux cuillerées à soupe par jour, le taux de la cholestérinémie s'est *abaissé* chez quatre de ces malades (de 1,30 à 0,90) (de 1,60 à 1,30) (de 1,15 à 1 gr.) (de 1 gr. à 0,70). Chez un seulement il s'est élevé de 1,25 à 1,90 ».

MM. Gérard et Lemoine (2) ont expérimenté sur des cobayes

---

(1) C. R. S. B., t. LXX, p. 276.

(2) Gérard et Lemoine, Bulletin et Comptes rendus de la Société médicale des hôpitaux, 9 décembre 1910, p. 674.

infectés de bacilles de Koch et des cobayes sains l'action des lipoïdes. Des lipoïdes injectés à des cobayes sains ont augmenté la résistance à l'infection tuberculeuse de ces animaux. Cette résistance devenait plus grande encore si ces lipoïdes provenaient de cobayes déjà infectés de tuberculose mais encore à la période où l'état général reste parfait. Ils en ont conclu que les propriétés antitoxiques des lipoïdes et de la cholestérine pouvaient être ainsi exaltées.

Le taux de la cholestérine dans le sérum et les œdèmes.

MM. A. Chauffard, Charles Richet fils et A. Grigaut ont publié (1) une note sur quatre malades montrant que « les cardiaques et les brightiques se comportent différemment au point de vue de la teneur du sérum en cholestérine ».

I. H..., 55 ans, atteint depuis dix mois d'albuminurie notable et depuis quatre mois d'un œdème chronique et progressif des membres inférieurs avec légère ascite. Cylindres granulo-graisseux dans les urines. Tension artérielle 14.

ŒDÈME BRIGHTIQUE

	Dans le sérum	Dans l'œdème
Chlorures.	5,85	6,32
Urée	0,26	0,28
Cholestérine	2,70	0,05

II. H..., 47 ans, albuminurique depuis quatre mois. Entre en poussée subaiguë de néphrite avec anasarque et grosse albuminurie (8 grammes pour 100). Tuberculose ancienne du sommet. Tension artérielle 20.

ŒDÈME BRIGHTIQUE

	Dans le sérum	Dans l'œdème
Chlorures.	6,78	7,05
Urée	0,83	0,98
Cholestérine	3,30	0,03

(1) C. R. S. B., t. LXX, p. 317.

III. H..., 52 ans. Artériosclérose avec insuffisance mitrale, petite albuminurie et œdème considérable de la moitié inférieure du corps. Grande diurèse et fonte rapide des œdèmes. Tension artérielle 22.

ŒDÈME CARDIAQUE

	Dans le sérum	Dans l'œdème
Chlorures.	5,92	6,87
Urée	0,55	0,55
Cholestérine	1,30	0,015

IV. F..., 75 ans. Myocardite scléreuse avec athécrome mitro-aortique. Œdème dur et infecté des membres inférieurs.

ŒDÈME CARDIAQUE

	Dans le sérum	Dans l'œdème
Chlorures.	5,85	6,55
Urée	0,59	0,65
Cholestérine	1,10	0,045

« La cholestérine au point de vue du passage dans les œdèmes se comporte donc d'une façon tout autre que les chlorures et l'urée..... Ces faits sont d'accord avec ce que nous savons sur la perméabilité des parois vasculaires : les cristaux du sérum ont facilement diffusé ; les colloïdes, par contre, n'ont que faiblement traversé la membrane dialysante ; c'est ce que nous avons pu vérifier dans nos quatre cas pour la cholestérine, pour les albumines et pour les graisses ».

Taux de la cholestérine dans le liquide céphalo-rachidien normal et pathologique.

MM. A. Chauffard, Guy Laroche et A. Grigaut ont publié (1) une série de dosages du liquide céphalo-rachidien. Pour ces auteurs, contrairement à l'avis de M. Pighini qui admet la présence de la cholestérine dans le liquide céphalo-rachidien

---

(1) C. R. S. B., t. LXX, p. 855.

comme pathologique, la cholestérine existe à l'état normal dans
ce liquide. On la trouve en proportion de 0 gr. 007 à 0 gr. 014
par litre. « Ces chiffres sont sensiblement les mêmes au cours
de différents états morbides, dans les maladies toxiques et infectieuses, même dans les diverses affections s'accompagnant d'hypercholestérinémie... Ces faits rapprochent le liquide céphalo-
rachidien du liquide d'œdème et du liquide amniotique. Comme
eux, il est pauvre en substances colloïdes... ».

Dans 28 cas rapportés par les auteurs, le taux de la cholestérine a été supérieur à 0 gr. 015 et égal à 0 gr. 03, 0 gr. 025,
0 gr. 019, 0 gr. 024, 0 gr. 032.

« Il nous reste à faire quelques réserves pour les méningites
aiguës dont nous n'avons que très peu de cas. Quant aux hémor-
ragies méningées, il existe dans les premiers jours une augmentation de la cholestérine rachidienne qui a atteint 0 gr. 14 et
0 gr. 22 (deux cas différents). Cette augmentation a pour origine
l'apport de la cholestérine du sang de l'hémorragie méningée ».

Taux de la cholestérine chez la femme enceinte.

Plusieurs notes de MM. A. Chauffard (1), Guy Laroche et
A. Grigaut (2) ont bien établi l'évolution de la cholestérinémie
au cours de l'état gravidique et puerpéral.

« Durant les deux premiers mois de la grossesse, 2 gr. 50 ;
de deux à trois mois, les moyennes indiquent un retour à la
normale. A la période suivante, pendant les deux mois qui pré-
cèdent la parturition, l'hypercholestérinémie est un fait presque
constant ». Taux moyen : 2 gr. 45.

« Dans les six jours qui suivent l'expulsion du fœtus, on voit
en général la courbe de la cholestérinémie osciller et subir des
dépressions qui la ramènent momentanément dans les limites
normales... Puis, le onzième jour des couches, elle a retrouvé
sa fréquence et son intensité habituelle... Enfin, à une période

---

(1) Jubilé du professeur Lépine, Lyon, octobre 1911.
(2) *L'Obstétrique*, n° 5, mai 1911 et C. R. S. B., t. LXX, p. 536.
Delaye 3

plus reculée, l'état hypercholestérinémique persiste encore pendant un certain temps... Vers la fin du deuxième mois, le sérum sanguin a repris sa teneur normale en cholestérine.

» L'allaitement, pas plus que l'âge des gravidiques ou le nombre de leurs grossesses antérieures, ne nous a pas paru influer sur l'hypercholestérinémie ni régler son intensité ».

Les mêmes auteurs ont publié (1) le résultat de dosages de la cholestérine dans le sang du cordon ombilical et dans le liquide amniotique. La teneur moyenne du sang du cordon ombilical serait 0 gr. 55 sans rapport défini avec le taux de la cholestérinémie maternelle.

Le liquide amniotique contient des quantités variables de cholestérine. Le liquide incolore a une teneur moyenne de 0 gr. 025 pour 1.000. « Au point de vue de la cholestérine, le liquide amniotique se comporte donc comme un transsudat dialytique analogue à la sérosité des œdèmes ».

La cholestérine dans les urines et les crachats.

MM. Lemoine et Gérard (2) ont publié que les urines normales contiennent des traces de cholestérine; les urines des tuberculeux à la dernière période en contiennent dix fois plus, mais la proportion en reste très minime, 0 gr. 12 pour 100 litres d'urine (*Tribune médicale*, mai 1912, p. 219). Ces mêmes auteurs avaient dit (3) que, chez les tuberculeux, l'élimination de la cholestérine s'effectue par les crachats et les urines.

Pour 100 litres d'urine, chez le tuberculeux, on trouve 0 gr. 20 de cholestérine; chez le sujet sain, 0 gr. 015.

M. Collet (4) signale également l'élimination de cholestérine

---

(1) C. R. S. B., t. LXX, p. 568.

(2) Lemoine et Gérard, *De l'existence de la cholestérine dans l'urine des tuberculeux et sur l'importance de l'adialysable urinaire comme agent de dissolution de ce composé* (Congrès de Rome, 1912).

(3) Gérard et Lemoine, Sur le métabolisme des éléments antitoxiques des lipoïdes (cholestérine, oxycholestérine, etc. (Congrès de Lyon, 1911). *Tribune médicale*, fév. 1912.

(4) *Précis de pathologie interne*, t. II, p. 79, 5e édit.

par les crachats, mais c'est pour lui un symptôme de désagré-
gation des bronches.

M. Gérard (1) signale la présence de traces de cholestérine
dans les urines normales, soit dissoute à la faveur de certains
sels, soit à l'état colloïdal.

Evolution de la cholestérinémie au cours des infections aiguës.

MM. Chauffard, Guy Laroche et A. Grigaut (2) ont donné les
résultats de leurs recherches sur la cholestérinémie au cours
des infections aiguës. Le taux de la cholestérine ne reste, en
général, pas uniforme. Quand il varie, c'est, dans tous les cas
relatés par ces auteurs, pour tomber au-dessous de la normale
au début de l'infection et durant toute la période fébrile. Au
contraire, au moment où la température redevient normale, où
la fièvre tombe et aussi où l'amaigrissement se produit généralement, le chiffre de la cholestérinémie subit une augmentation
régulièrement croissante jusqu'à un certain maximum (2 gr. 5,
3 gr. 5), rarement au-dessus. De même, rarement, durant la
période aiguë, il redescend au-dessous de 0 gr. 50.

Suivant les affections, après cette ascension de la convalescence, le taux de la cholestérinémie revient plus ou moins rapidement à la normale. Il subit même souvent (après la pneumonie) des oscillations autour de la normale, si bien qu'à huit
jours de distance les dosages de sérum peuvent offrir des différences de 0 gr. 50 ou 1 gramme avec le taux normal.

Dans des infections très graves, comme une endocardite sep-
tique, le taux est resté constamment au-dessous de la normale.

La non-variation de la cholestérinémie au cours d'une infection semblerait concorder avec une infection atténuée (une scarlatine et un érysipèle).

Si la cholestérine est sécrétée par des glandes endocrines,

---

(1) Gérard, *Sur la présence de cholestérine dans les urines normales* (C. R. S. B.,
17 juin 1911, p. 998).

(2) Chauffard, Laroche, Grigaut, La cholestérinémie au cours des infections aiguës
(*Semaine médicale*, p. 577, 1910).

dit M. Chauffard, la fièvre et l'infection enrayant en partie l'activité de ces organes, il n'est rien d'étonnant dans ces variations de la cholestérinémie.

Chez les diabétiques.

Onze observations de glycosuriques, chez lesquels MM. Apert, Péchery et Rouillard (1) ont évalué la cholestérinémie, permettent à ces auteurs de conclure (2). « En somme, les chiffres trouvés chez les diabétiques n'ont guère dépassé les valeurs qui peuvent se voir chez les sujets sains et restent très inférieurs à ceux des sujets atteints de xanthome ; l'adjonction d'albuminurie au diabète a donné une cholestérinémie plus élevée et c'est même chez une diabétique albuminurique que nous avons observé le chiffre le plus élevé. Le chiffre le plus élevé, 2 gr. 49, a été observé chez une femme atteinte de tumeur cérébrale dont la glycosurie n'était qu'intermittente ; en somme, il ne semble pas y avoir de relation entre la glycosurie et la cholestérinémie ».

Ces auteurs rapportent les observations suivantes dont nous notons seulement les traits principaux.

Diabètes florides (3 cas).

1° Femme, 43 ans. Conservation parfaite de la santé générale.
Le 25 janvier : sucre, 9 grammes.
Le 31 janvier : cholestérinémie, 2 gr. 28.
Le 5 février : sucre, 4 grammes.

2° Femme, 46 ans. Conservation parfaite de la santé générale.
Le 31 janvier : sucre, 57 grammes.
Cholestérinémie, 1 gr. 80.

3° Femme, 53 ans. Diabète avec conservation parfaite de la santé générale et de l'embonpoint. Prurit vulvaire.

---

(1) Apert, Péchery et Rouillard, *Mesures de la cholestérinémie chez les diabétiques* (C. R. S. B., 31 mai 1912, t. LXXII, p. 822 .
(2) *Id.*, p. 824.

Le 23 avril : sucre, 7 gr. 80.

Cholestérinémie, 1 gr. 70.

Diabètes maigres (2 cas).

4° Homme, 47 ans. Grand diabète, avec amaigrissement, ayant débuté brusquement deux mois auparavant.

Le 31 mars : sucre, 258 grammes.

Le 1er avril : cholestérinémie, 2 gr. 10.

5° Homme, 25 ans. Grand diabète, avec amaigrissement, ayant débuté un mois auparavant.

Le 17 avril : sucre, 256 grammes.

Cholestérinémie, 1 gr. 34.

Diabètes avec albuminurie (2 cas).

6° Femme, 57 ans. Diabète avec albuminurie remontant à un an.

Le 15 mars : sucre, 42 gr. 88; albumine, 0 gr. 06.

Le 17 mars : cholestérinémie, 1 gr. 02.

Le 1er avril : cholestérinémie, 1 gr. 04.

Le 15 avril : sucre, 37 gr. 03; albumine, 0 gr. 40.

7° Femme, 57 ans. Diabète avec albuminurie remontant à dix ans. Amaigrissement, œdème des jambes, râles fins aux bases pulmonaires.

Le 14 mars : sucre, 83 gr. 31.

Albumine, 3 gr. 15.

Cholestérinémie, 1 gr. 90.

Le 1e avril : cholestérine, 1 gr. 74.

Le 15 avril : sucre, 116 grammes.

Albumine, 3 gr. 36.

Diabètes avec tuberculose (2 cas).

8° Femme, 36 ans. Diabète avec pneumonie caséeuse. Polydipsie depuis cinq mois. Amaigrissement extrême. Poids, 35 kilogrammes.

Le 7 mars : sucre, 158 grammes.

Cholestérinémie, 2 gr. 15.

9° Homme, 40 ans. Pleurésie purulente ayant bacilles de Koch dans le pus.

Le 11 mars : sucre dans l'urine, 12 grammes.

Cholestérine du sang, 1 gr. 10.

Sucre du pus pleural, 0 gr. 00.

Cholestérine du pus pleural, 0 gr. 60.

Glycosurie chez une myxœdémateuse (1 cas).

10° Myxœdème acquis à la suite d'une intoxication par une teinture à base de paraphénylène-diamine.

La malade est obligée de pratiquer d'une façon presque continue l'opothérapie thyroïdienne. Depuis plusieurs années, glycosurie presque constante oscillant aux alentours de 25 grammes par jour, non influencée par le traitement thyroïdien. Pas d'albuminurie.

Le 29 février : cholestérinémie, 1 gr. 74.

Glycosurie par tumeur cérébrale.

11° 25 ans. Symptômes de tumeur cérébrale de la base du crâne (céphalalgies intenses, rétrécissement du champ visuel par compression du chiasma, vomissements). Glycosurie oscillant de 20 grammes à 0 gramme suivant les périodes.

Le 31 janvier : cholestérinémie, 2 gr. 49.

Variations de la cholestérinémie suivant le régime alimentaire.

Cette variation soupçonnée depuis très longtemps (Flint, cité dans Trousseau, Clinique médicale, *Cirrhose*) (1) est affirmée par MM. Lemoine et Gérard (2).

M. Chauffard (3) dit que l'abstention de certains aliments (œufs, cervelles, etc.) diminue, après un régime continué quelque temps, le taux de la cholestérinémie.

---

(1) Trousseau, Clinique médicale, t. III, *Cirrhose*.

(2) Lemoine et Gérard, Congrès de Rome, 1912 (C. R. S. B., séance 21 juin 1912).

(3) Grigaut, C. R. S. B., 29 juillet 1912, t. II, p. 274.

L'âge a également une assez grande influence, la cholestérinémie diminue chez les animaux vieux ou surmenés (1).

β. Les dépôts locaux de cholestérine.

C'est l'ensemble de leurs études sur la cholestérinémie qui fit entrevoir à M. Chauffard et à ses élèves une notion nouvelle, celle des dépôts locaux de cholestérine.

« Dès maintenant, il ressort de nos recherches que le taux de la cholestérine dans le sérum est tout à fait variable suivant les états pathologiques considérés, qu'il est également très loin d'être constant dans la bile, enfin que nombre de lésions jusqu'à présent mal interprétées ou inexpliquées, reconnaissent comme pathogénie des dépôts de cholestérine, eux-mêmes subordonnées à l'hypercholestérinémie » (2).

Quelques-uns de ces dépôts de cholestérine sont particulièrement intéressants ; ce sont : l'athérome artériel, le xanthélasma, le gérontoxon et les rétinites albuminuriques, les calculs biliaires.

Dans l'artério-sclérose.

Pour M. Lemoine (3), une aorte saine ne donne que des traces indosables de cholestérine. Des aortes artério-scléreuses sans athérome donnent 0 gr. 70 de cholestérine. Il en conclut une origine hypercholestérinémique de l'artério-sclérose, théorie que n'admet pas M. Chauffard (4).

De même l'athérome, expérimentalement développé chez le lapin par des injections d'adrénaline, s'expliquerait par des dépôts de cholestérine (5).

---

(1) Chauffard, *Les dépôts locaux de cholestérine*, jubilé du professeur Lépine, Société médicale des hôpitaux, 1911.

(2) M. Chauffard, Les dépôts locaux de cholestérine, *Revue de Médecine*, 1911.

(3) Lemoine, Théorie de l'artério-sclérose basée sur la cholestérinemie (Comptes rendus et bulletin de la Société médicale des Hôpitaux, 29 février 1911, p. 230).

(4) M. Chauffard, Soc. méd. des Hôp., 23 février 1912, p. 232.

(5) Lemoine, Du rôle de la cholestérine dans le développement de l'artério-sclérose

M. Windaus, dans un travail relaté par M. Chauffard (1), montre que la cholestérine libre est, dans une aorte athéromateuse, 4 fois plus élevée que dans l'aorte normale et la cholestérine combinée 20 fois plus.

M. A. Grigaut donne les chiffres suivants :

Athérome léger, 0,44
Lésions profondes, 1,185, 1,628

et M. Chauffard conclut à l'origine hypercholestérinémique des plaques athéromateuses (2).

Et ainsi « à la notion de dégénérescence se trouve substituée celle d'un dépôt local d'origine sanguine ».

Xanthélasma.

Cette lésion cutanée est formée, MM. Chauffard et Guy Laroche l'ont montré, par de la cholestérine et coïncide toujours avec une hypercholestérinémie notable.

MM. Apert, Pechery et Rouillard ont publié les deux observations suivantes (3) :

1° M..., femme, 60 ans. Xanthomes palpébraux étendus, rétrécissement fibreux syphilitique du rectum.

Le 16 décembre : cholestérinémie 5 gr. 50.

Le 8 janvier : après une alimentation ovo-lacto-végétarienne, cholestérinémie 4 gr. 65.

2° M..., jeune homme de 17 ans. Xanthomes des coudes et des genoux remontant à la première enfance.

Le 29 février, cholestérinémie 3 gr. 15.

---

et de l'athérome (*Tribune médicale*, février 1911) ; Thérapeutique médicale et médecine journalière (Vigo frères, éditeurs).

(1) Chauffard, Soc. méd. des Hôp., 23 février 1912, p. 232.

(2) A. Chauffard, Les dépôts locaux de cholestérine et leurs rapports avec la cholestérinémie. Congrès de Lyon, octobre 1911, p. 178, in *Revue de médecine*, 1911, p. 178.

(3) Apert, Péchery et Rouillard, C. R. S. B., 31 mai 1912, t. LXXII, p. 823 et 824.

Dépôts oculaires de cholestérine.

MM. Pierre Marie et Guy Laroche (1) ont montré que l'arc sénile de la cornée ou gérontoxon constitue un dépôt local de cholestérine, dont il présente toutes les caractéristiques.

M. A. Chauffard (2) publie 15 observations de néphrites albuminuriques, et fait remarquer la constance de l'hypercholestérinémie chez les malades atteints de rétinite albuminurique.

Il donne de ce fait une explication nouvelle basée sur des examens chimiques du sang et des examens histologiques de la rétine. Dans la trame des exsudats rétiniens se dépose une infiltration lipoïdique complexe dont une grande part revient aux éthers de cholestérine et ainsi l'œil azotémique devient l'œil hypercholestérinémique.

Il est une dernière espèce de dépôts cholestérinémiques, ce sont les calculs biliaires.

En effet, il fut facile de prouver que leur présence coïncide souvent avec l'hypercholestérinémie.

« Le parallélisme est complet entre les causes constatables de l'hypercholestérinémie et de cholélithiase » (f. typhoïde, grossesse, sécrétion ovarienne interne).

γ. Pathogénie.

Ces notions sur la cholestérinémie et les dépôts locaux de cholestérine ne sont pas sans permettre des déductions pathogéniques intéressantes. Faisant un parallèle entre la cholestérinémie et l'azotémie, à propos des néphrites, M. Chauffard constate le fait suivant : à mesure qu'augmente l'azotémie, la cholestérinémie tend à diminuer (3).

---

(1) P. Marie et Guy Laroche, *Semaine médicale*, 2 août 1911, p. 361.

(2) A. Chauffard, Pathogénie des rétinites albuminuriques, *Semaine médicale*, 24 avril 1911, p. 193.

(3) Chauffard, Pathogénie des rétinites albuminuriques, *Semaine médicale*, 24 avril 1912.

« Cela n'est pas pour nous surprendre si l'on admet qu'urée et cholestérine sont ici les témoins de processus physiologiques inverses, l'azotémie déclant les progrès de l'auto-intoxication alors que l'hypercholestérinémie doit être envisagée comme un mode de défense et de protection antitoxique de l'organisme ».

« L'hypercholestérinémie me semble donc plus constante que l'azotémie, surtout si l'on peut examiner les *débuts de rétinite*, car avec les progrès de la néphropathie, la rétention azotée doit forcément aller en augmentant.

» Ainsi sur le terrain humoral, la position de l'hypercholestérinémie me paraît au moins aussi solide que celle de l'azotémie.

» Si nous tenons compte de ces données nouvelles — et il est difficile de ne pas le faire — nous voyons quel puissant appoint elles apportent à la pathogénie cholestérinique.

» ..... Dans l'interprétation qui est ici exposée, tout s'enchaîne et l'état humoral se soude à la lésion histologique de la façon la plus naturelle. On pourrait schématiser ainsi l'enchaînement des faits : hypercholestérinémie, troubles circulatoires rétiniens congestifs, exsudatifs ou œdémateux, souvent avec hypertension céphalo-rachidienne; au niveau de l'exsudat, fixation par adsorption d'éther de la cholestérine et peut-être de lipoïdes complexes d'origine sérique.

» Pouvons-nous aller plus loin et essayer de déterminer la cause qui est l'hypercholestérinémie et les troubles circulatoires des brightiques? Peut-être est-on en droit de le faire et de considérer les *surrénales* comme le centre commun qui actionne ce syndrome si complexe. Qu'il s'agisse de gravidité, brightisme, peut-être de réaction hypercholestérinémique postinfectieuse, il semble bien que les surrénales soient un foyer important d'hypergénèse cholestérinique et de nombreux arguments d'ordre histologique ou expérimental pourraient être donnés à l'appui de cette doctrine.

» Par le parallélisme habituel des variations de la teneur cholestérinique dans le sérum et dans le parenchyme surrénal, l'hyperpérinéphrie fait ce rôle de défense organique et de réaction protectrice que nous voyons plus ou moins s'ébaucher ou se montrer au cours des gros processus morbides. Par l'hypercholestérinémie, elle lutte contre la toxémie d'origine rénale et en atténue plus ou moins les effets nocifs. Par l'adrénalinémie, constatée semble-t-il chez les brightiques et les gravidiques, elle augmente le tonus cardio-vasculaire, favorise la diurèse, compense, souvent avec excès, la gêne circulatoire provoquée par la sclérose du rein. Que la lésion dépasse le but, on verra apparaître et évoluer les lésions vasculaires connexes de l'artériosclérose et parfois d'athérome avec dépôt cholestérinique sur les plaques d'artérite comme dans les expériences classiques de M. Josné, ou encore les calculs biliaires ou la rétinite albuminurique ».

8. Etude thérapeutique de la cholestérine.

MM. Gérard et Lemoine ont déclaré (1) avoir été les premiers à considérer les tissus et liquides de l'économie comme produits de défense contre l'infection, bien que Phisalyx, en 1897, ait vu l'action antitoxique de la cholestérine sur le venin de vipère. Ces auteurs ont institué un traitement de la tuberculose par des injections de paratoxine (2), substance obtenue en traitant des mélanges de biles par divers procédés qui éliminent les pigments biliaires. Aux Congrès de Genève (1908) et de Rome (1912), ces auteurs ont dit avoir eu des résultats heureux, dans la moitié des cas de tuberculose pulmonaire, par l'emploi des lipoïdes biliaires (3).

----

(1) Gérard et Lemoine, *Nouvelles recherches sur le traitement de la tuberculose par la paratoxine basé sur l'action antitoxique du foie.* Vigo frères, éditeurs, 1909, Soc. méd. des hôpitaux, février, 1909. — Résultats fournis par les lipoïdes biliaires dans le traitement de la tuberculose, *La Tribune médicale*, mai 1912, p. 233.

(2) Cette paratoxine, additionnée de tuberculine à 1 p. 100 et de sérum de sang normal, provoque une atténuation considérable de la cuti-réaction effectuée avec ce mélange.

(3) La paratoxine (Lemoine et Gérard, *Formulaire de consultations médicales et chirurgicales*, 5ᵉ édit., 1911).

« *Action thérapeutique et usage.* — Préconisée aux diverses périodes de la tuber-

M. le professeur Mongour, de Bordeaux, déclare n'avoir pas obtenu les mêmes résultats (1).

M. Iscovesco (2), dans certaines anémies toxiques, venimeuses ou pernicieuses, et dans certaines chloroses et tuberculoses, prescrit jusqu'à 1 gr. 50 par jour de cholestérine sous forme pilulaire. L'auteur ajoute avoir tiré de bons effets de cette médication. « Il est nécessaire que les doses journalières soient assez importantes; il faut donner à un adulte 1 gr. à 2 gr. par jour, la substance est admirablement tolérée et digérée ».

Lœper prescrit la cholestérine dans l'anémie des entéritiques (3).

---

culose en injections sous-cutanées ou intra-laryngées, ce traitement a déjà donné d'heureux résultats.

» *Pharmacologie et posologie.* — 1° En injections sous-cutanées : 0 gr. 01 par jour en injections huileuses et plus sans inconvénients ;

» 2° En injections intra-laryngées : 0 gr. 02 à 0 gr. 03 tous les deux jours en injections huileuses ;

» 3° En pilules de 0 gr. 01 (2 à 6 par jour) contre les diarrhées des tuberculeux ».

(1) Mongour, A propos de la paratoxine, *Journal de médecine de Bordeaux*, 13 septembre 1908, p. 584.

(2) Iscovesco, *La Presse médicale*, 29 août 1908, p. 554.

(3) Lœper, *Progrès médical*, 22 avril 1912.

CHAPITRE II

Techniques employées.

———

Modes d'extraction et de dosage de la cholestérine dans les humeurs.

Comme suite à l'historique, nous allons relater les différents procédés cliniques d'extraction de la cholestérine des humeurs et des organes animaux. Nous les inscrivons dans l'ordre chronologique où leurs auteurs les ont publiés, et ajoutons en toute loyauté les quelques modifications qu'ils y ont apportées depuis, quand, au cours de nos recherches, ils ont bien voulu nous dire quels points des manipulations il leur semblait bon de modifier (1). Nous avons exécuté tous les dosages signalés en tenant compte de ces modifications d'une manière scrupuleuse.

Les procédés pondéraux, comme nous l'avons déjà écrit, n'ayant pas été exécutés par nous, ne sont point relatés.

Techniques de M. A. Grigaut.

On trouve dans les Comptes rendus de la Société de biologie, séance du 7 mai 1910, t. LXVIII, p. 791, la note suivante :

Procédé colorimétrique de dosage de la cholestérine dans l'organisme (note préliminaire), par M. A. GRIGAUT.

« La cholestérine se dose en général par pesée, après l'avoir isolée soit simplement sous forme de cristaux (Dorée et Gardner,

———

(1) Les modifications que MM. Grigaut et Iscovesco ont bien voulu communiquer à M. le docteur Mauriac sont indiquées en note. Nous sommes heureux de les remercier à cette place de leur complaisance.

Proc. Roy. Soc. London, 80, s. B, p. 217, 1908) ou de résidu insaponifiable (Ritter, *Zeit. für physiol. chem.,* 34, 430, 1902), soit sous forme de composé amorphe cristallisé (éther benzoïque, dérivé dibromé, complexe digitonine-cholestérine), Windaus, *Zeit. für physiol. chem.,* 65, 110, 1910. D'autres auteurs préfèrent saponifier certains de ces composés (acétate) et, après titrage acidimétrique de l'excès d'alcali, déduire le poids de cholestérine (Lewskowitsch).

» Pratiquement, ces procédés ne sont possibles que lorsqu'ils portent sur des quantités déjà appréciables de cholestérine, aussi leur emploi est-il très restreint en physiologie et surtout en clinique, où les matériaux dont on dispose sont souvent peu abondants. La méthode exposée ici permet, au contraire, le dosage de très faibles quantités de cholestérine, grâce à la sensibilité de la réaction de Liebermann, sur laquelle elle est basée. C'est ainsi que quelques centimètres cubes de sérum sanguin suffisent pour un dosage là où il fallait précédemment au moins 200 centimètres cubes.

. . . .

» ..... La réaction du cholestol, telle que l'indique Liebermann (*Ber. d. d. chem. Gesellsch.,* 183, 1804-1885) ne peut donc servir au dosage colorimétrique qu'autant que la cholestérine est pure et non mêlée à d'autres corps du même groupe.

» Reste à fixer exactement les proportions réciproques et la nature des réactifs pour que les résultats soient toujours comparables. Burchard (*Diss. Rostock,* 1889) substitue à l'anhydride acétique l'emploi du chloroforme comme solvant, et c'est à la solution chloroformique qu'il ajoute l'anhydride acétique, puis l'acide sulfurique. En tenant compte de ces indications, je procède de la façon suivante : la cholestérine pure obtenue par une technique qui sera mentionnée dans une note prochaine est dissoute en chauffant légèrement dans 5 cc. d'un mélange à parties égales de chloroforme et d'anhydride acétique, et à la solution refroidie on mêle deux gouttes d'acide sulfurique concentré. Dans ces conditions, la réaction est complète au bout d'une demi-heure et présente alors sa teinte maxima qui demeure stable environ une heure.

» L'emploi du mélange anhydride acétique et chloroforme offre l'avantage de dissoudre plus facilement la cholestérine que l'anhydride acétique seul et d'émettre moins de vapeurs incommodantes. Notons que les proportions que j'indique n'ont rien d'absolu. Pourvu que le mélange renferme plus de 20 p. 100 d'anhydride acétique, la teinte que l'on obtient quand la réaction est complète est de tous points comparable et d'intensité égale à celle qu'aurait donnée, dans les mêmes conditions, l'emploi de l'anhydride acétique pur. La seule différence observée est la plus ou moins grande rapidité de la réaction suivant la nature du solvant. Les proportions d'acide sulfurique doivent, au contraire, être exactement mesurées, car des quantités très voisines de ce réactif donnent, toutes choses égales d'ailleurs, des teintes un peu différentes. Enfin, les produits employés doivent être anhydres et aussi purs que possible ; le chloroforme, sec et exempt d'alcool, l'acide sulfurique à 66° Baumé ; enfin, l'anhydride acétique ne doit pas se colorer avec l'acide sulfurique, comme cela arrive fréquemment dans le commerce.

» La réaction ainsi réglée et répétée simultanément sur des quantités très voisines et croissantes de cholestérine comprises entre 0 gr. 0001 et 0 gr. 0030 permet d'obtenir une gamme de teintes d'autant plus nettement différenciée qu'elles correspondent aux points les plus bas de cette échelle colorimétrique. Au-dessus de ces limites, la différenciation devient plus difficile, puis bientôt impossible pour des quantités relativement aussi voisines. On choisira donc comme étalons des teintes comprises dans l'échelle précédente et préparées soit au moment du besoin, soit à l'aide d'une solution titrée de cholestérine, soit plus avantageusement représentées par des verres colorés.

» Le procédé, ainsi conduit, permet une approximation à un trentième près pour l'œil le moins exercé. Ce résultat est déjà satisfaisant ; si on considère la faible quantité de substance dont on part et surtout les énormes écarts qu'on trouve dans la teneur en cholestérine de certains tissus à l'état pathologique ».

Dosage colorimétrique de la cholestérine dans l'organisme (deuxième note)
par A. Grigaut (séance du 14 mai 1910, t. LXVIII, p. 827)

« La colorimétrie ne peut convenir au dosage de la cholestérine qu'autant que cette substance se présente toujours avec des propriétés identiques et sans être accompagnée de corps voisins. C'est ainsi, par exemple, que ce procédé est impossible quand la cholestérine se trouve mêlée à l'isocholestérine, car la réaction de Liebermann prend une teinte rouge brunâtre qui se substitue plus ou moins à la belle teinte verte habituelle. Dans l'organisme, la cholestérine, quelle que soit sa provenance, sérum, hématies, ganglions lymphatiques, foie, rate, cerveau, calculs biliaires, lobules athéromateux de l'aorte..., présente d'une manière constante sensiblement le même pouvoir rotatoire ($\alpha^0 = -24°9$ à $-25°64$ pour les solutions à 3 p. 100 dans l'éther acétique) et le même point de fusion ($146°5 - 148°5$). D'autre part, traitée dans les mêmes conditions par l'anhydride acétique et l'acide sulfurique, elle donne la réaction du cholestol d'une façon identique et avec la même intensité maxima. Au spectroscope, les divers stades de cette réaction sont marqués d'ailleurs par les raies caractéristiques de la cholestérine pure et l'espace D. E. reste toujours libre et ne montre à aucun moment la large bande d'absorption de l'isocholestérine (même dans les graisses de la peau on ne trouve pas d'isocholestérine, d'après Urma et Golodetz « die Hautfett », Biochein, Zeitsch., Bd XX, 469-503, 1909). C'est grâce à la constance de ces caractères que la méthode colorimétrique peut servir au dosage de la cholestérine dans l'organisme ».

. . . .
. . . .

. . . .

Ici A. Grigaut donne une méthode d'extraction de la cholestérine dans le sérum sanguin que nous ne citons point, car nous ne l'avons pas employée.

L'auteur semble l'avoir depuis lors abandonnée, car une autre technique fut publiée par lui. Primitivement, sa moyenne était de 0 gr. 10 à 0 gr. 40 de cholestérine cristallisée dans un litre de sérum. M. Grigaut semble adopter aujourd'hui la moyenne donnée par la deuxième méthode (1 gr. 50 à 1 gr. 80 par litre).

A la séance de la Société de biologie de Paris, A. Grigaut publia, le 18 novembre 1911, la technique d'extraction de la cholestérine que nous avons employée.

Sur le dosage de la cholestérine dans les tissus. — (I. Procédé pondéral) par A. GRIGAUT. Extraits des Comptes rendus de la Société de biologie (séance du 18 novembre 1911, t. LXXI, p. 411.

. . . .

. . . .

. . . .

L'auteur donne ici son procédé pondéral d'extraction. Il ajoute :

« Les solutions éthérées, évaporées dans un vase taré, laissent un résidu de longues aiguilles blanches, soyeuses présentant le point de fusion et les constantes physiques de la cholestérine. Il reste à dessécher le produit à 100 degrés, jusqu'à poids constant avant de procéder à la pesée.

» La teneur du sérum sanguin ainsi déterminée oscille normalement entre 1 gr. 20 (1) et 1 gr. 80 de cholestérine par litre, mais comme nous l'avons vu elle peut, dans certains cas pathologiques, tomber jusqu'à 0 gr. 50 ou s'élever jusqu'au chiffre énorme de 8 grammes par litre.

» Il est bien entendu que les chiffres donnés par cette méthode représentent la cholestérine totale évaluée en cholestérine libre et dans le sérum sanguin, par exemple où la cholestérine se trouve presque entièrement combinée aux acides gras, l'acide oléique surtout, le poids des éthers de cholestérine contenus se trouve sensiblement égal aux chiffres fournis par la présente méthode multipliés par 1,687.

---

(1) 1 gr. 40 d'après une communication orale de A. Grigaut à Pierre Mauriac; en général, la moyenne serait, d'après Grigaut, de 1 gr. 60.

Delaye

» Dans la prochaine séance, j'indiquerai le procédé colorimétrique que nous employons couramment dans nos recherches
cliniques ».

Méthode de dosage de la cholestérine dans le sérum et dans les tissus.
II. Procédé colorimétrique (séance du 25 novembre 1911, t. LXXI, p. 513).

« Grâce à une modification que j'avais indiquée en premier
lieu (Comptes rendus de la Société de biologie, 1910, t. LXVIII,
p. 791 et p. 827), le procédé colorimétrique à l'aide de la réaction de Liebermann comme le procédé pondéral décrit dans la
précédente séance (Comptes rendus de la Société de biologie,
1911, t. LXXI, p. 441 et 442), donne le chiffre de la choleste-
rine totale obtenue par l'épuisement complet des tissus. En
voici les opérations :

» Dans un flacon de 90 cc. à large ouverture et bouchant à
l'émeri, placer 2 cc. de sérum (1) ou 0 gr. 10 (2) à 1 gramme
de tissu frais haché et 20 cc. d'une solution (3) de soude à
1 p. 100 dans l'alcool à 50° (4). Le tout est plongé au sein d'un
bain-marie bouillant pendant quinze à vingt minutes (5), au
bout desquelles se produit généralement une mousse abondante.
On retire alors du bain-marie, on laisse refroidir et on verse
dans le flacon 50 cc. d'éther (6). Après quelques secondes d'agitations vigoureuses, l'éther rapidement rassemblé est transvasé
dans une ampoule à décantation. Cette opération est renouvelée
une seconde fois en reprenant le liquide aqueux résiduel par
30 cc. de nouvel éther et les solutions éthérées réunies dans
l'ampoule et bien débarrassées du liquide aqueux entraîné

---

(1) Pour les liquides pauvres en cholestérine (liquide céphalo-rachidien et sérosités),
la prise d'essai pourra être portée à 5 ou 10 cc. à condition d'employer une solution
de soude d'un degré alcoolique tel que l'on se trouve dans les mêmes conditions que
ci-dessus au point de vue proportions d'eau et d'alcool (Note de M. A. Grigaut).

(2) 0,50 (Communication orale de M. Grigaut à M. Pierre Mauriac).

(3) 30 cc. *Idem.*

(4) 60°. *Idem.*

(5) 20 à 30 minutes. *Idem.*

(6) 30 cc. *Idem.*

mécaniquement sont agitées avec environ leur volume d'eau distillée de manière à éliminer les impuretés qui accompagnent la cholestérine. On laisse déposer (1), et après séparation complète des eaux de lavage, l'éther évaporé au bain-marie dans une petite capsule abandonne sous forme de gouttelettes huileuses la cholestérine encore éthérifiée.

» Afin de procéder à l'épreuve colorimétrique, on ajoute dans la capsule encore chaude, retirée du bain-marie, 2 cc. environ de chloroforme que l'on promène soigneusement le long des parois. On verse le liquide dans une petite éprouvette graduée, bien calibrée, et on réitère cette opération jusqu'à concurrence de 5 cc. de chloroforme auxquels on mélange 2 cc. d'anhydride acétique pur et II gouttes d'acide sulfurique concentré (2). La réaction de Liebermann se développe progressivement et, au bout d'une demi-heure, elle a atteint son intensité maxima qu'elle gardera environ le même temps. C'est le moment de la comparer avec une teinte étalon facilement fournie par 5 cc. d'une solution contenant 0 gr. 06 de cholestérine pour 100 cc. de chloroforme qui, placés dans une petite éprouvette et traités en même temps et dans les mêmes conditions que la solution de cholestérine à doser, fourniront au bout d'une demi-heure une coloration correspondant à 1 gr. 50 de cholestérine par litre pour une prise initiale de 2 cc. de sérum sanguin. La comparaison des teintes se fera au colorimètre en diluant, selon le cas, l'une ou l'autre des deux solutions colorées avec un mélange en proportions convenables de chloroforme, anhydride acétique et acide sulfurique.

» Si l'on ne craint pas d'être influencé par des graisses et des lipoïdes autres que la cholestérine, on peut plus simplement, et

---

(1) Si une légère émulsion persistait à la séparation des liquides, on la dissiperait facilement en versant sans agiter quelques centimètres cubes d'acide chlorhydrique au dixième à la surface de l'éther après avoir soutiré la couche aqueuse inférieure (Note de M. A. Grigaut).

(2) III gouttes normales (Communication orale de M. Grigaut à M. Pierre Mauriac).

de la façon suivante, faire l'épreuve colorimétrique sur l'extrait éthéré en appliquant le procédé d'Adam au sérum sanguin.

. » Dans une ampoule galactimétrique d'Adam (1), on mélange 2 cc. de sérum et 18 cc. (2) de la solution de soude à 1 p. 100 (3) dans l'alcool à 50° (4) ; puis on ajoute de l'éther jusqu'au trait 32 cc. (5), on bouche et on retourne plusieurs fois (6) doucement l'appareil comme s'il s'agissait d'un dosage du beurre dans le lait. Le mélange abandonne par le repos une couche aqueuse inférieure qui, soutirée, est remplacée, à une ou deux reprises (7), par quelques centimètres cubes d'eau distillée que l'on verse lentement dans l'appareil en les faisant couler le long des parois, de façon à éviter les émulsions. Après séparation complète des eaux de lavage, on recueille l'éther dans une petite capsule, on rince l'appareil avec un peu d'éther que l'on joint au premier, on évapore et on achève le dosage comme ci-dessus. Malgré la présence des différentes matières grasses mêlées à la cholestérine lors de la réaction colorante, cette technique donne sensiblement les mêmes résultats que la précédente.

» Le procédé par pesée et le procédé colorimétrique donnent pour le sérum sanguin des chiffres très comparables. La divergence entre les deux est, au maximum, le quinzième du chiffre trouvé et toujours à l'avantage du procédé pondéral ».

M. Gérard publia (Comptes rendus de la Société de biologie, 12 janvier 1912, p. 17), une note sur « le dosage précis des lipoïdes dans les tissus et les organes animaux » suivie bientôt

---

(1) Ou cholestérinimètre de A. Grigaut, ampoule analogue à l'ampoule de Meillère pour le dosage du beurre dans le lait. (Communication orale de M. Grigaut à M. Pierre Mauriac).

(2) 13 cc. *Idem.*

(3) 200. *Idem.*

(4) 60°. *Idem.*

(5) 30 cc. *Idem.*

(6) Deux fois. *Idem.*

(7) Deux reprises. *Idem.*

(Comptes rendus de la Société de biologie, 3 février 1912, p. 168), d'une seconde note sur « le dosage précis de la cholestérine du sérum du sang normal ». Après avoir donné une méthode d'extraction différente de celle de M. Grigaut, il met en doute les chiffres de dosage donnés par ce dernier. « En opérant comme nous venons de le dire — c'est-à-dire sur une quantité totale pour une même opération de 100 centimètres cubes de sérum et la méthode d'extraction de M. Gérard — nous avons trouvé, dans deux expériences différentes, 0 gr. 46 et 0 gr. 53 de cholestérine anhydre pour un litre de sérum normal ».

. . . .

M. Grigaut, dans une note (1) à la Société de biologie à la séance du 10 février 1912, défendit son procédé d'extraction et maintint ses chiffres. « J'ai de sérieuses raisons pour considérer comme *taux moyen normal de la cholestérinémie chez l'homme le chiffre de 1 gr. 60* donné par ma méthode ».

Dans une note parue dans le même numéro du même bulletin, M. Iscovesco (2) répond au même article de M. Gérard, en admettant en résumé «..... 3° L'éther ne peut extraire qu'environ 50 p. 100 des lipoïdes, des organes ou des tissus. En se servant successivement de solvants différents, on peut en extraire environ 90 à 95 p. 100 (Voir Iscovesco, Les lipoïdes, *Presse médicale*, 1908, 19 et 28 août).

» 4° L'extraction des lipoïdes entraîne des impuretés ; mais ce fait est général en chimie et le glycogène, par exemple, dont le nom ne marque pas un sens précis, n'est jamais obtenu pur par première extraction ».

A la suite de ces publications, à la demande de M. le professeur Chauffard, la Société médicale des Hôpitaux (3) désigna alors une commission pour soumettre à un contrôle expérimental le

---

(1) C. R. S. B., 16 février 1912, t. LXXII, p. 227.

(2) Iscovesco, C. R. S. B., t. LXXII, p. 227, 16 février 1912.

(3) Bulletin et Mémoires de la Société médicale des Hôpitaux, 29 février 1912, p. 232-233.

procédé de dosage de la cholestérine publié par M. A. Grigaut.

A la séance de la même Société, le 19 avril 1912, le rapport suivant était lu et inséré au *Bulletin et Comptes rendus de la Société médicale des Hôpitaux de Paris*, du 25 avril 1912, p. 559.

Nous reproduisons ce rapport (1).

Rapport présenté à la Société médicale des Hôpitaux au nom d'une commission composée de MM. Pouchet, Marcel Labbé, Legendre, Grimbert et Meillière, rapporteur.

« Vous nous avez chargés d'étudier la méthode de dosage de la cholestérine dans le sérum publiée par M. Grigaut, et de voir en particulier si la cholestérine ainsi isolée est dans un état de pureté permettant le contrôle de ses constantes physiques.

» Nous devions également vérifier si la quantité de cholestérine isolée par ce procédé atteint bien les taux obtenus dans le laboratoire de M. le professeur Chauffard, tant chez les sujets sains que chez les sujets atteints des diverses affections auxquelles correspondent des états d'hyper et d'hypo-cholestérinémie.

» Nous avons prié M. Grigaut de répéter devant nous les diverses phases du dosage de la cholestérine que nous allons brièvement rappeler : chauffage du sérum à l'autoclave à 110° pendant une heure, après addition de 1 volume 1/2 de soude à 20 p. 100 ; épuisement du sérum par deux agitations successives avec volume égal d'éther pur ; distillation de l'éther, reprise du résidu par 60 cc. d'alcool à 90° additionné de 1 cc. de soude alcoolique au centième ; évaporation au bain-marie et maintien à l'étuve à 100° pendant une demi-heure ; traitement de résidu par l'éther de pétrole ; séparation de ce dernier dissolvant après sédimentation spontanée des impuretés, filtration sur un tampon d'*amiante*, évaporation, pesée du résidu après poids constant ; vérification du point de fusion au bloc de

---

(1) Ce rapport a été également reproduit et commenté par G. M. dans la *Tribune médicale*, avril 1912, p. 161.

Maquenne ou par la méthode du tube effilé plongeant dans un bain d'huile.

» Toutes les phases de la manipulation se sont déroulées sous nos yeux sans qu'aucune nous ait paru présenter la moindre difficulté d'application.

» *Le produit obtenu présente bien les caractères physiques et les réactions colorées de la cholestérine.*

» Nous n'avons pu vérifier le pouvoir rotatoire, étant données les petites quantités de cholestérine isolées, mais le point de fusion a oscillé dans les divers essais entre $+ 145°$ et $+ 148°$.

» MM. Pouchet, Grimbert et Meillère ont tenu à répéter eux-mêmes dans leurs laboratoires respectifs le dosage de la cholestérine par la méthode de M. Grigaut. Ces essais les ont conduits aux mêmes constatations que celles faites dans le laboratoire de M. le professeur Chauffard.

» En ce qui concerne le taux de cholestérine obtenu par le procédé Grigaut chez l'homme normal et chez les malades, les expériences exécutées par votre Commission lui ont donné en particulier : chez le sujet normal, 1 gr. 80 ; chez le pneumonique, 1 gr. 20 ; chiffres conformes à ceux donnés par M. Chauffard dans des cas analogues.

» Notre enquête vérifie donc bien dans son ensemble la réalité des faits apportés à votre tribune par M. le professeur Chauffard et par ses collaborateurs ».

II. Technique de M. Iscovesco.

Cette commission était à peine nommée que paraissait aux Comptes rendus de la Société de biologie, le 17 février 1912, p. 257, une note de M. H. Iscovesco sur « l'extraction totale de la cholestérine du sérum sanguin » (1).

Qu'il nous soit permis de transcrire cette note en entier, car elle contient la base d'une partie de notre travail.

Nous avons déjà effectué par la méthode clinique de M. A.

----

(1) Comptes rendus de la Société de biologie, t. LXII, p. 257.

Grigaut une série de recherches sur la cholestérinémie quand
parut la note de M. Iscovesco. Nous avons alors expérimenté
sa méthode sur près de 160 liquides organiques et extraits d'organes en suivant rigoureusement la marche des opérations indiquées dans cet article.

« Les remarquables travaux de M. Chauffard sur les variations de la cholestérinémie chez l'homme dans certains états
physiologiques et pathologiques, et qui sont indiscutables puis-
qu'ils sont comparatifs, ont démontré l'importance d'un dosage
rigoureux ou clinique du taux de la cholestérine dans le sérum
sanguin.

» M'occupant moi-même depuis plusieurs années du rôle physiologique de la cholestérine, ayant signalé sa fonction générale
antitoxique et antihémolytique dès 1908 (Voir article *Lipoïdes,
Presse médicale*, 1908, p. 554), son rôle dans le métabolisme
des graisses, dans la désintoxication intestinale et ses fonctions
hyperstalagmiques (Voir Comptes rendus de la Société de biologie, 1908, t. I, p. 404, 548, 677 ; 1910, t. II, p. 566 ; 1911,
t. II, p. 637), j'ai dû me préoccuper du dosage de la cholestérine dans le sérum sanguin et dans les liquides de l'organisme.

» Un élève de M. Chauffard, M. A. Grigaut, a eu l'idée ingé-
nieuse d'utiliser une réaction colorante, celle de M. Liebermann-
Burchardt, pour le dosage clinique de la cholestérine.

» M. Gérard (de Lille) vient de publier aussi une méthode de
dosage de la cholestérine (Comptes rendus de la Société de
biologie, 1912, t. I, p. 169). Elle est passible de critiques graves quant à l'extraction et est parfaite quant au dosage (1).

» La détermination de la quantité de cholestérine qui se trouve
dans le sérum sanguin comporte deux opérations différentes :

» 1° L'extraction de la totalité de la cholestérine du sérum.

» 2° Le dosage de cette cholestérine une fois isolée.

» Je ne m'occuperai ici que de la première question et je ne
parlerai du dosage que la prochaine fois.

---

(1) Il est à remarquer que le procédé de dosage de M. Gérard est un procédé pondéral.

» Si on emploie la méthode proposée par Grigaut, comme je l'ai fait, rien n'est plus facile que de retrouver dans les liquides qu'il rejette comme épuisés des quantités de cholestérine qui peuvent aller de 10 à 25 p. 100 ou plus de ce qu'il a dosé (Voir l'exemple cité à la fin).

» Voici, d'ailleurs, la marche à suivre :

» A. — Pour mettre toute la cholestérine du sérum en liberté, il est indispensable d'ajouter à celui-ci un cinquième de son poids de soude caustique pure (par exemple 4 grammes de soude dans 20 grammes de sérum) (1).

» B. — Ceci fait, il faut saponifier non pas vingt ou trente minutes, mais deux heures.

» Une quantité plus petite de soude, une saponification plus courte peuvent très bien donner une erreur de 20 p. 100 et plus.

» La saponification terminée, on laisse refroidir et on ajoute ensuite le liquide saponifié avec de l'éther, à deux reprises. Les solutions éthérées décantées sont mises de côté et contiennent une grande partie de la cholestérine du sérum. Mais *une autre partie assez importante reste combinée avec les savons du sérum.* En effet, ceux-ci forment, avec la cholestérine, ainsi que je l'ai démontré, un complexe duquel l'éther est incapable d'extraire la cholestérine.

» Ce fait, qui est la cause d'erreurs dans le dosage de la cholestérine, a échappé à Grigaut comme à Gérard, Letsche, Ritter, Levkowitsch, Obermuller, etc., mais il n'a pas échappé à Salkowski ni à Kumagawa et Suto, ni à Shimidza, qui, sans en donner l'explication vraie, connaissaient le fait.

» C. — C'est pour cette raison que mon sérum saponifié et extrait par l'éther est ensuite acidifié avec l'acide chlorhydrique. On décompose ainsi les complexes savonneux ; les acides gras mis en liberté entraînent en solution la totalité de la cholestérine.

» On épuise (après refroidissement) les liquides acides par

---

(1) Nous avons toujours opéré avec 5 grammes de liquide organique et 1 gramme de soude.

l'éther. On dessèche l'extrait éthéré, puis on le laisse pendant une heure à une température de 50° environ.

» On reprend le résidu par l'éther de pétrole, on ajoute à la solution pétroléique la moitié de son volume d'alcool absolu potassique au cinquième normal. On agite à plusieurs reprises pour saponifier les acides gras. On ajoute ensuite de l'eau distillée en quantité exactement égale à celle d'alcool absolu, de manière à faire tomber à cinquante degrés environ le titre d'alcool mélangé à l'éther de pétrole. On agite. Tous les savons restent en solution dans l'eau alcoolisée, toute la cholestérine se trouve dans l'éther de pétrole. Il n'y a plus qu'à décanter et évaporer la solution pétroléique (1) et recueillir la cholestérine qu'on purifie ensuite par les méthodes habituelles.

» Voici, parmi de nombreuses expériences, un exemple du résultat de ces opérations.

» Un sérum humain, provenant d'un urémique, traité suivant la méthode de M. Grigaut, donnait 0 gr. 90 de cholestérine par litre.

» Le résidu, repris par la méthode que je viens de décrire, donne, après une extraction éthérée (dosée suivant Grigaut), 0 gr. 45.

» Enfin le traitement des savons donne 0 gr. 62.

» En sorte que ce sérum qui, traité d'après la méthode de M. Grigaut, n'aurait contenu que 0 gr. 90 de cholestérine par litre, en contenait en réalité 1 gr. 97 par litre (dosé selon Grigaut).

» Gérard fait des erreurs considérables. Il extrait le sérum, desséché à cent degrés dans un soxhlet, perd ainsi déjà une part énorme de la cholestérine, puis il saponifie l'extrait éthéré et perd avec ses savons une autre part déjà assez petite qu'il a extraite ».

---

(1) Refaire plusieurs fois sur cet extrait pétroléique repris par de l'éther de pétrole un nouveau lavage à l'alcool potassique et l'eau distillée de manière à bien écarter de l'éther les graisses qui auraient pu rester (Communication d'Iscovesco à P. Mauriac).

Dosage précis ou clinique de la cholestérine du sérum sanguin (1).

« Une fois que la cholestérine a été extraite en totalité (C. R. S. B., 1912, t. I, p. 257), on peut la doser par pesée ou bien cliniquement par une méthode colorimétrique.

» Dans les deux cas la purification du produit est indispensable.

» On peut, à cet effet, comme le fait M. Gérard, transformer directement la cholestérine, malgré les impuretés qu'elle contient, en un éther benzoïque et peser cet éther. La méthode est irréprochable mais difficile à exécuter sur de très petites quantités de ce produit.

» Grâce à M. Windhaus, nous sommes aujourd'hui en possession d'une méthode très simple et très élégante pour purifier la cholestérine, c'est celle qui consiste à préparer le composé digitonine-cholestérine (Voir pour ces détails : Windhaus, *Zeit. für physiol. chem.*, 65, p. 110, 1214).

» Mais cette purification et ces pesées ne sauraient constituer une méthode clinique.

» Aussi, une fois l'extraction finie, il est évidemment très avantageux de pouvoir faire un dosage colorimétrique direct, après une purification sommaire.

» M. Grigaut s'est servi de la réaction de Liebermann-Burchardt. Malheureusement cette réaction, excellente pour caractériser la présence de la cholestérine, est absolument mauvaise pour le dosage. Elle a le défaut très grave de varier en fonction du temps d'une façon inégale suivant la quantité de cholestérine qui se trouve en solution.

» Elle varie aussi beaucoup suivant la grosseur des gouttes d'acide sulfurique et surtout les impuretés.

» La glycérine retarde la réaction et donne des chiffres inférieurs à la réalité. D'autres substances l'accélèrent et parmi celles-ci il faut signaler les protéines et certains dérivés insaponifiables qui accompagnent toujours la cholestérine en quan-

____

(1) Iscovesco, C. R. S. B., 1er mars 1912, t. LXXII, p. 318.

tité variable et sur la nature de laquelle on n'est pas fixé ; enfin l'oxycholestérine, sur laquelle M. Gérard attire très justement l'attention, trouble considérablement la réaction colorante.

» C'est pour toutes ces raisons que j'ai renoncé à la coloration de MM. Liebermann-Burchardt.

» Il existe une autre réaction colorante de la cholestérine signalée par M. Tchugaïeff et qui donne des résultats très satisfaisants. Cette réaction n'évolue pas avec le temps, elle est fixe et définitive au bout de cinq minutes, beaucoup moins impressionnable quant aux impuretés et ne donne de mauvais résultats qu'en présence des acides gras dont il est aisé de se débarrasser. C'est cette réaction que je propose pour le dosage clinique de la cholestérine.

» *Dosage clinique.* — Tous les extraits éthérés de sérum saponifié, d'une part, celui provenant du traitement des savons, d'autre part, sont débarrassés de toute trace d'acides gras par un dernier traitement à l'alcool absolu potassique cinquième normal, comme je l'ai indiqué dans ma note précédente.

» On dessèche les résidus terminaux et on les reprend à l'acide acétique anhydre, de manière à avoir en tout 3 centimètres cubes ; on ajoute 2 centimètres cubes de chlorure d'acétyle et 1 gramme de chlorure de zinc. On chauffe les deux tubes ainsi préparés pendant cinq minutes, au bain-marie bouillant, en même temps qu'un tube témoin préparé exactement de la même manière avec une solution acétique titrée de cholestérine. Au bout de cinq minutes, les trois tubes ont pris une belle teinte rouge florescente. On n'a plus qu'à mesurer au colorimètre.

» Voici quelques exemples :

» *1° Sérum humain :*

» Saponification une demi-heure (soude à 1 p. 100), purification et dosage par pesée, 0 gr. 60 par litre.

» Le résidu considéré par M. Grigant comme épuisé est repris, saponifié avec un quart de son poids de soude caustique pendant deux heures et on retrouve, par pesée, 0 gr. 85 de cholestérine par litre.

» Le dosage colorimétrique pratiqué sur des échantillons de ces extraits éthérés par la réaction de Liebermann donne :

» Pour le premier, 1 gr. 82.

» Pour le deuxième, 0 gr. 98.

» Donc, par pesée, 1 gr. 46 ; par colorimétric réaction Liebermann, 2 gr. 80.

» *2° Sérum humain normal :*

» *a*) Grigaut-Liebermann, 1 gr. 25 par litre.

» *b*) Les résidus repris et dosés par la réaction de Liebermann, 0 gr. 92 par litre.

» Les mêmes dosages par la réaction Tchugaïeff :

» *a*) 1 gr. 05 par litre.

» *b*) 0 gr. 72 par litre.

» *3° Sérum humain normal :*

» *a*) Grigaut-Liebermann, 2 gr. 765.

» *b*) Les résidus repris et dosés suivant Grigaut-Liebermann, 1 gr. 13 par litre.

» Les mêmes, dosés par réaction Tchugaïeff, donnent :

» *a*) 1 gr. 057 par litre.

» *b*) 1 gr. 27 par litre.

» Total, 2 gr. 327 contre 3 gr. 895 trouvés avec la réaction Liebermann-Burchardt. Par pesée, ce sérum contenait exactement 2 gr. 26 de cholestérine pure par litre ».

Une autre méthode clinique de dosage de la cholestérine dans le sérum sanguin a été donnée par MM. Boidin et Flandin, méthode basée sur le pouvoir antihémolytique de la cholestérine (1). Nous ne l'avons pas employée, nous la signalons cependant à l'historique, au chapitre des propriétés antihémolytiques de la cholestérine. Elle est, en effet, trop approximative pour pouvoir rendre, en clinique, des services plus grands que le procédé si simple de Grigaut (procédé de l'ampoule ou cholestérimètre du docteur Grigaut).

---

(1) Boidin et Flandin, C. R. S. B., 6 janvier 1912, p. 28.

CHAPITRE III

Remarques sur ces méthodes de dosage de la cholestérine.

Nous avons effectué 30 dosages de cholestérine dans le sang par la méthode clinique de M. Grigaut, 180 par la méthode de M. Iscovesco, 100 par le procédé du cholestérimètre de M. Grigaut (dosés par la réaction de Grigaut-Liebermann) et nous avons noté quelques particularités.

Après avoir appliqué dans toute leur rigueur les règles de propreté chimique des flacons et des tubes à réaction, nous nous sommes tenu en garde contre toutes les causes d'erreur qui peuvent faire varier à l'insu de l'opérateur les titres des solutions ; contre la teneur des solvants en corps étrangers qui faussent des réactions aussi délicates que celle des dosages colorimétriques. Nos capsules et nos tubes à réaction ont été rigoureusement nettoyés par une ébullition prolongée dans un liquide sodique, lavés avec une solution acide puis avec de l'éther de pétrole, pour qu'aucune substance organique capable de donner les réactions des lipoïdes ou des graisses ne demeure.

Nous devons dire ici que toute saignée faite à un malade ou à un sujet sain a été pratiquée à jeun. Dans les hôpitaux, le repas du matin était distribué quelques instants après le prélèvement sanguin. Nous avons donc écarté ainsi toutes les causes d'erreur qui auraient pu se glisser dans nos dosages du fait de la digestion. Bien qu'il ne soit pas démontré que cet état physiologique modifie le taux de la cholestérinémie d'une façon très appréciable, il nous a semblé bon d'écarter cette critique.

Toutes nos ponctions pratiquées aux veines du pli du coude précédaient l'extraction de la cholestérine de quelques heures (1). Aucune modification du sérum ainsi obtenu n'a pu se produire dans un espace de temps aussi court. Du reste, la stérilisation préalable au four à flamber de nos récipients, nous a prémuni contre tout risque de fermentations modifiant la teneur en cholestérine des liquides organiques.

Etude comparée des méthodes de dosage clinique de la cholestérine suivant MM. Grigaut et Iscovesco.

Nous nous sommes demandé si les méthodes de dosage colorimétrique de la cholestérine préconisées par MM. H. Iscovesco et A. Grigaut offraient, pour une même extraction, une divergence aussi grande que celle signalée par le premier de ces auteurs (2).

Nous avons effectué par le procédé de M. Iscovesco l'extraction de la cholestérine de dix sérums différents. Dans chacun des cas, nous avons dosé les différents extraits éthérés par la réaction de Grigaut-Liebermann. Sur des échantillons des mêmes sérums, nous avons répété les mêmes opérations, mais cette fois-ci en effectuant les dosages par la réaction de Tchugaïeff.

Le tableau ci-contre donne les résultats obtenus; il ne semble pas y avoir de concordance entre ces chiffres.

----

(1) Le sang était défibriné par agitations avec des billes de verre. Après séparation du caillot, le liquide obtenu était centrifugé.

(2) Iscovesco, C. R. S. B., 24 février 1912, Dosage précis de la cholestérine dans le sérum sanguin.

Mêmes sérums { Extraction Iscovesco.
Dosage colorimétrique sur chaque extrait selon TCHUGAÏEFF
et selon LIEBERMANN.

	EXTRAIT ÉTHÉRÉ		EXTRAIT PÉTROLÉIQUE		TOTAUX	
SÉRUM DE :	Grigaut-Liebermann	Iscovesco-Tchugaïeff	Grigaut-Liebermann	Iscovesco-Tchugaïeff	Grigaut-Liebermann	Iscovesco-Tchugaïeff
Cheval antidiphtérique	1.44	1,28	0,09	1,57	1,53	2,85
» »	1,50	1,00	0,00	0,68	1,506	1.68
» »	. . . .	1,40	0,06	0,84	. . . .	2,24
» »	1,15	0,86	0,12	0,56	1,27	1,42
Cheval normal	1,28	1,11	0,09	0,88	1,37	1,99
Mouton antirabique	0,82	0,66	0,06	0,68	0,88	1,34
Homme, cancer de la langue . .	2,50	2,12	. . . .	1,85	. . . .	3,97
Urémique, 1re saignée	2,15	0,78	0,16	1,32	2,31	2,10
Urémique, 2e saignée	. . . .	1,50	0,85	2,24	. . . .	3,72
Urémique, 3e saignée	2,00	0,70	0,12	0,45	2,12	1,21

A ces faits, nous pouvons ajouter que nous avons extrait la cholestérine de deux échantillons d'un même sérum par la méthode du cholestérimètre de Grigaut. Sur les extraits éthérés, nous avons appliqué successivement la méthode de dosage de Grigaut-Liebermann et d'Iscovesco-Tchugaïeff. Les résultats obtenus dans plusieurs opérations semblables répétées pour des sérums différents nous ont donné les chiffres suivants :

Extraits dosés par

Grigaut-Liebermann.	Iscovesco-Tchugaïeff.
1 gr. 50	1 gr. 70
1 gr. 60	1 gr. 55
2 gr. 10	2 gr. 40

D'où viennent ces différences ? Sont-elles dues à la mauvaise observation des teintes dans les tubes colorimétriques ? ou les réactions sont-elles faussées par la présence d'impuretés très difficiles à séparer au cours de l'extraction de la cholestérine ?

Pour élucider le problème, nous avons étudié d'abord quelle approximation donnent les réactions colorimétriques de Grigaut-Liebermann et Iscovesco-Tchugaïeff (1). Nous avons ensuite cherché quelles variations subissaient ces réactions dans leur intensité et leur vitesse du fait de la présence, dans la dissolution, d'un corps étranger.

Méthode de M. Henri Iscovesco.

Cette méthode, dite clinique par son auteur, offrirait selon lui l'avantage incontestable d'extraire la cholestérine totale des humeurs.

Dans notre appréciation, nous ne nous occuperons pas du point de vue chimique pur; nous discuterons seulement le dosage colorimétrique au point de vue de la facilité d'exécution et des résultats qu'il fournit.

La réaction colorante proposée par Iscovesco pour le dosage clinique de la cholestérine offre-t-elle les avantages que lui reconnaît cet auteur ?

Quand les éthers contenant en dissolution la cholestérine extraite ont été évaporés, il faut reprendre la substance à doser qui s'est déposée sur les parois de la capsule en porcelaine. Le solvant est l'acide acétique anhydre. Il est nécessaire de laisser ce liquide cinq minutes au moins en contact avec les parois de la capsule, sinon on s'exposerait, comme nous avons pu le constater, à perdre des parcelles de cholestérine à doser. La chose est facile à prouver, car, en ajoutant au fond de la capsule le réactif de Grigaut-Liebermann, on obtient une coloration verte qui est bien la preuve que toute la cholestérine n'a pas été dissoute par l'acide acétique.

A l'acide acétique anhydre, il faut ajouter du chlorure d'acétyle et promener le mélange sur les parois de la capsule. Cette opération comporte une certaine fatigue pour l'opérateur à cause des vapeurs dégagées par ces liquides.

---

(1) Iscovesco, C. R. S. B. 24 février 1912 déjà cité au chapitre des techniques.

La nécessité, pour compléter le dosage, d'ajouter à chacun des tubes contenant la cholestérine à doser un poids de chlorure de zinc toujours égal à un gramme constitue un sérieux inconvénient pour cette méthode de dosage. Le chlorure de zinc pur, anhydre, s'hydrate en effet très rapidement ; la pesée doit donc être prompte, si on veut éviter de doser avec du chlorure de zinc déliquescent ; elle doit, de plus, être faite dans une atmosphère dépourvue d'humidité, ce qui est malaisé quelquefois à réaliser dans un laboratoire.

Quand la réaction de Tchugaïeff est effectuée et qu'il faut procéder au dosage, il est nécessaire de préparer chaque fois une liqueur de titrage. En effet, si comme il nous est arrivé maintes fois on laisse dans un flacon bouché à l'émeri, à l'abri de la lumière, une solution ainsi formulée :

> Acide acétique anhydre . . . . . 3 cc.
> Chlorure d'acétyle . . . . 2 cc.
> Chlorure de zinc . . . . 1 gramme.

on constate, après douze heures, que la liqueur se teinte, devient jaune safran et rougit après quatre ou cinq jours.

De plus, un échantillon de la même solution chauffé pendant cinq minutes à 100 degrés prend une teinte jaune safran accentuée qui peut évidemment fausser les résultats.

La réaction proposée par M. Iscovesco pour le dosage de la cholestérine donne des chiffres en général élevés. Une vérification de la sensibilité de la réaction de Tchugaïeff s'imposait au début de ce travail.

Nous avons procédé de la manière suivante :

D'une solution chloroformique de cholestérine ainsi formulée : .

> Chloroforme . . . . . . 100 cc.
> Cholestérine . . . . . . 0 gr. 06

nous avons prélevé successivement :

> 0 centim. cube 5
> 1 » »
> 1 » 50
> 2 » »
> 2 » 50
> etc., jusqu'à 5 » »

Ces quantités ont été évaporées dans dix coupelles différentes. Les résidus, repris par l'acide acétique anhydre et le chlorure d'acétyle pur, devaient être formés par des quantités successivement croissantes de cholestérine. La réaction de Tchugaïeff-Iscovesco appliquée à ces nouvelles solutions devait acquérir une teinte correspondant à des doses successives de 0 gr. 15, 0 gr. 30, 0 gr. 45, etc., 1 gr. 35, 1 gr. 50, par litre de solution chloroformique employée.

Or, des dosages successifs de ces dix tubes nous ont indiqué successivement :

0 gr. 40, chiffre réel :		0,15
0 gr. 45	»	0,30
0 gr. 60	»	0,45
0 gr. 70	»	0,60
0 gr. 90	»	0,75
0 gr. 95	»	0,90
1 gr.	»	1,05
1 gr. 10	»	1,20
1 gr. 40	»	1,35
1 gr. 70	»	1,50

L'écart entre le chiffre réel a donc oscillé entre 0 gr. 05 et 0 gr. 25 par litre de solution.

La réaction de Tchugaïeff-Iscovesco offre, en outre, l'inconvénient d'être pour une dose relativement minime de cholestérine trop foncée pour que l'œil puisse directement apprécier une différence entre les solutions à doser. Il faut, par exemple, pour avoir une teinte facile à lire, étendre au moins de cinq fois son volume une solution de 3 cc. d'acide acétique et de 2 cc. de chlorure d'acétyle additionnée de 1 gramme de chlorure de zinc qui a réagi après cinq minutes de chauffage à 100 degrés sur 0 gr. 0015 de cholestérine.

Ce fait, qui nécessite pour chaque dosage l'emploi d'une grande quantité de réactif, augmente encore le prix de revient du dosage par la méthode d'Iscovesco (1).

-----

(1) Soixante dosages nécessitent l'emploi de 25 francs de produits environ (acide acétique, chlorure d'acétyle et chlorure de zinc seuls).

A côté des désavantages matériels, la réaction de MM. Iscovesco-Tchugaïeff offre sur celle de Grigaut-Liebermann une grande supériorité. Comme le publiait M. Iscovesco, une fois produite la réaction est fixe et les chiffres obtenus après vingt-quatre ou quarante-huit heures sont identiques à ceux que l'on trouve en dosant après la réaction obtenue aussitôt après le chauffage.

De plus, comme le dit avec nous M. Iscovesco (1), cette réaction qui débute à froid trente secondes après l'addition du chlorure de zinc et au niveau des points où ce corps touche la solution acétique, peut se faire à froid et est complète et fixe en quarante-huit heures.

Méthode de Grigaut.

Comme nous l'avons fait pour la méthode d'Iscovesco, nous ne nous occuperons que du dosage colorimétrique au point de vue de sa facilité d'exécution et des résultats qu'il fournit. Cependant, il nous est permis de dire que la méthode clinique d'extraction de la cholestérine par le procédé du flacon (saponification à chaud du liquide contenant la cholestérine à doser) n'est pas plus clinique que celle d'Iscovesco. Bien que moins longue à exécuter, elle nécessite cependant le même outillage.

Le procédé du cholestérimètre de Grigaut est réellement un procédé clinique d'extraction, aisé à exécuter, très court; mais il semble devoir être écarté pour doser la cholestérine des organes.

Le procédé de dosage colorimétrique par la réaction de Grigaut-Liebermann, s'il est passible des reproches faits par M. Iscovesco (2) — c'est-à-dire inconstance de la coloration — nécessite d'employer toujours un compte-gouttes donnant des gouttes d'acide sulfurique d'un volume déterminé, etc. (3)... — Ce procédé de dosage offre au clinicien l'avantage réel d'être facile à

(1) Communication au Dr P. Mauriac.
(2) Iscovesco, C. R. S. B., 24 février 1912, déjà cité.
(3) V. Iscovesco, C. R. S. B., 24 février 1912.

exécuter et de nécessiter des réactifs d'un prix moins dispendieux que pour le dosage Iscovesco-Tchugaïeff.

Quelle approximation donne ce procédé de dosage colorimétrique?

Dans dix tubes différents, nous avons mis successivement 0 cc. 5, 1 cc., 1 cc. 5, 2 cc., etc., jusqu'à 5 cc. d'une solution chloroformique de cholestérine ainsi formulée :

Chloroforme. . . . . 100 cc.
Cholestérine. . . . . 0 gr. 06

Dans chaque tube, nous avons ajouté une quantité de chloroforme pur nécessaire pour compléter à 5 cc. le volume de chaque solution. La réaction de Grigaut-Liebermann ayant été développée dans chaque tube, le dosage colorimétrique de chaque quantité de cholestérine ainsi décelée nous a donné respectivement pour chacun des tubes les chiffres suivants :

0 gr. 10	chiffre réel :	0 gr. 15
0 gr. 30	»	0 gr. 30
0 gr. 40	»	0 gr. 45
0 gr. 48	»	0 gr. 60
0 gr. 70	»	0 gr. 75
0 gr. 95	»	0 gr. 90
1 gr. 10	»	1 gr. 05
1 gr. 20	»	1 gr. 20
1 gr. 30	»	1 gr. 35
1 gr. 50	»	1 gr. 50

L'écart entre les chiffres réels et les chiffres décelés par le dosage colorimétrique de Grigaut-Liebermann est donc au maximum 0 gr. 10 par litre de liqueur à doser.

L'acide oléique influe-t-il sur la réaction de Grigaut-Liebermann? Les dosages suivants nous permettent de dire que non.

Nous avons préparé deux solutions chloroformiques d'acide oléique pur (1). Avec un compte-gouttes donnant cinquante gouttes d'acide oléique au centimètre cube, nous avons dissous

---

(1) L'acide oléique sous forme d'oléate de soude est de tous les corps gras celui que l'on trouve en plus forte proportion dans le sérum sanguin (Labbé et Besançon).

dans 10 cc. de chloroforme, V gouttes d'acide et X gouttes dans une deuxième quantité égale de chloroforme.

De la première solution, nous avons mis :

1 cc. dans un 1er tube
2 cc.   »   2e tube
5 cc.   »   3e tube

et dans chaque tube du chloroforme pur a été ajouté jusqu'à un volume total de 5 cc.

La même opération a été faite dans trois autres éprouvettes avec la deuxième solution chloroformique d'acide oléique.

Dans chacun des six tubes ont été ajoutés 5 cc. de la solution

Chloroforme. . . . 100 cc.
Cholestérine. . . . 0 gr. 06

ainsi que 4 cc. d'anhydride acétique et V gouttes normales (1) d'acide sulfurique.

Dans un tube témoin, la réaction de Grigaut-Liebermann se développait en même temps sur 5 cc. d'une solution chloroformique de cholestérine à 1 gr. 50 par litre.

Après une demi-heure de réaction, la comparaison des teintes au colorimètre (2) montra que l'intensité de la réaction colorante n'avait pas été modifiée par la présence d'acide oléique (3) (supériorité sur la réaction similaire d'Iscovesco-Tchugaïeff qui est, de l'avis de l'auteur, très influencée par les corps gras).

En résumé, si nous mettons en parallèle les deux méthodes de dosages colorimétriques de MM. Grigaut et Iscovesco, nous voyons que :

---

(1) Nous appelons « normale » la grosseur des gouttes données par un compte-gouttes donnant 20 gouttes d'acide sulfurique par centimètre cube. Nous l'avons employé dans tous nos dosages.

(2) Tous nos dosages ont été effectués soit au colorimètre du professeur Blarez, soit au colorimètre de M. Grigaut.

(3) Une solution à 2 p. 100 de soude fait varier la réaction en diminuant de plus de moitié le chiffre réel de cholestérine en solution.

1° La méthode de M. Iscovesco a un avantage incontestable :
la constance de la coloration qui ne varie pas pendant vingt-
quatre heures au moins.

2° Elle a l'inconvénient d'être plus onéreuse, plus longue à
exécuter que celle de M. Grigaut.

3° Cette dernière méthode a pour le clinicien l'inconvénient
de nécessiter l'exécution du dosage exactement une demi-heure
après la mise en train de la réaction.

4° La méthode de M. Grigaut offre l'avantage d'une exécution
plus aisée, plus simple et moins coûteuse.

CHAPITRE IV

Etude de la méthode de M. A. Grigaut.

Procédé du flacon.

———

Observations et résultats.

Dans ce chapitre, nous avons réuni seulement les observations de malades dont la cholestérine du sérum a été extraite suivant le procédé du flacon.

Les dosages ont été effectués par la réaction colorimétrique de Grigaut-Liebermann.

I. Affections aiguës.

OBS. 1. — *Broncho-pleuro-pneumonie.*

Homme, 74 ans. Entré à l'hôpital le 5 mars 1912. Malade depuis le 15 février. Début par point de côté, fièvre, état saburral. Dyspnée intense, adynamie profonde. Facies cyanotique. Indifférence et hébétude. Température 37,7. Pouls 100.

L'auscultation révèle, à la base des poumons : abolition des vibrations, pectoriloquie aphone, frottements pleuraux, pluie de râles fins. De plus, à la base droite, un souffle en e-ou.

Le point de côté persiste à gauche.

Bruits du cœur sourds, battements épigastriques, veines jugulaires saillantes. Pas de reflux hépato-jugulaire.

1re saignée : cholestérinémie, 0,17.

Le 10 mars : le malade amélioré sous l'influence du traitement ne souffre plus, se lève et mange légèrement. Il n'a jamais eu de maladie grave, ni fièvre typhoïde, ni coliques hépatiques ou néphrétiques, a toujours exercé la profession de cordonnier.

2ᵉ saignée : cholestérinémie, 1,03.

Amélioration. Le 16 mars : signe du sou positif à droite et en arrière.

3ᵉ saignée : cholestérinémie, 0,06.

Le 20 mars : amélioration de l'état général très accentuée.

4ᵉ saignée : cholestérinémie, 0,33.

OBS. 2. — *Convalescence de grippe.*

Homme, 25 ans, domestique, entré à l'hôpital après avoir eu, pendant quelques jours, des douleurs vagues dans les membres au niveau des articulations, de la lassitude générale, de l'inappétence. Pas de fièvre.

Homme vigoureux, bien constitué, facies grippé.

Rien de pathologique aux différents appareils.

1ʳᵉ saignée le 7 mars : cholestérinémie, 1 gr. 80.

Le 11 mars : Sous l'influence du repos et de la médication (quinine), les douleurs et la prostration ont disparu, le sommeil et l'appétit sont revenus.

2ᵉ saignée : cholestérinémie, 2 gr. 88.

Le malade quitte l'hôpital le lendemain guéri (n'a jamais eu ni lithiase ni fièvre typhoïde).

OBS. 3. — *Embarras gastrique fébrile d'origine grippale.*

Homme, 25 ans, entre à l'hôpital le 16 mars pour fièvre, anorexie, prostration. Depuis huit jours, maux de tête, insomnie, sueurs nocturnes.

Homme d'aspect un peu frêle, polisseur sur métaux, déclare n'avoir jamais en sa vie quitté un jour son travail. Soumis à la diète hydrique.

Saignée le 18 mars : cholestérinémie, 0 gr. 19.

OBS. 4. — *Pneumonie grippale.*

Homme, 40 ans, fatigué et ayant quitté son travail depuis plusieurs jours, cet homme entre à l'hôpital le 11 mars. Température 39°, pouls 104. 500 grammes d'urines en vingt-quatre heures avec abondant dépôt d'urates.

A l'auscultation, signes de la pneumonie massive à droite.

1re saignée le 12 mars : cholestérinémie, 0 gr. 96.

Dans la nuit suivante, le malade fit une défervescence brusque ; température tombe à 36°, urines passent de 500 grammes à 1200 grammes, le pouls de 100 à 70, l'état général change brusquement, le malade se sent guéri. La convalescence s'affirme, l'appétit renaît peu à peu.

2° saignée le 14 mars : cholestérinémie, 0 gr. 21.

La convalescence s'accentue, les forces reviennent.

3° saignée le 21 mars : cholestérinémie, 1 gr. 18.

Obs. 5. — *Rougeole.*

Homme, 25 ans, peintre, entre à l'hôpital le 17 mars, éruption au visage, fièvre, prostration, catarrhe oculo-nasal, toux férine, douleurs de tête, douleurs au nez, aux yeux. Aucun antécédent pathologique, ni sucre, ni albumine dans les urines.

Température 39,3. — Pouls 120.

1re saignée le 19 mars : cholestérinémie, 0 gr. 43.

Le lendemain, défervescence brusque de la température.

2° saignée le 21 mars : cholestérinémie, 0 gr. 18.

II. Tuberculose.

Obs. 6. — *Tuberculose apyrétique.*

Femme, 30 ans, enceinte de trois mois. Entrée à l'hôpital pour fatigue générale et toux persistante. Apyrétique.

Saignée le 7 mars : cholestérinémie : 0 gr. 50.

Obs. 7. — Homme, 17 ans. Malade depuis un mois. Entré à l'hôpital le 11 mars, point de côté, fièvre, amaigrissement rapide. Antécédents héréditaires et collatéraux très suspects de tuberculose. Aspect chétif, très amaigri, température oscillant entre 37,5 et 38,5.

Signes de condensation pulmonaire aux sommets. Râles sous-crépitants, quelques râles sibillants.

Saignée le 18 mars : cholestérinémie : 0,25.

Obs. 8. — *Pleurésie sérofibrineuse, origine tuberculeuse.*
Apyrétique.

Saignée le 18 mars : cholestérinémie, 1 gr. 06.

III. **Néphrite.**

Obs. 10. — Homme, 68 ans, a eu à plusieurs reprises de l'œdème malléolaire et de l'albuminurie, symptômes qui ont disparu chaque fois par le régime lacté longtemps continué. Rien d'autre de notable dans le passé pathologique de cet homme.

Entré à l'hôpital pour dyspnée et fatigue générale. Traces d'albumine dans les urines. Facies bouffi, homme très pâle, corpulent. A l'auscultation pulmonaire, bouffées de râles fins aux bases. Régime lacté.

Le 16 mars : cholestérinémie, 1 gr. 55.

IV. **Artério-sclérose.**

Obs. 11. — Homme, 55 ans, opéré de cataracte gauche, il y a deux ans ; à droite, cataracte intumescente. Artères dures, roulant sous le doigt, temporales saillantes, sinueuses, fatigue générale, bronchite chronique.

Le 9 mars : cholestérinémie, 1 gr. 35.

Obs. 12. — Homme, 54 ans. Bronchite chronique, gros râles dans les deux poumons, toux matutinale avec expectoration abondante.

Temporales sinueuses, radiale dure roulant sous le doigt, bruits du cœur claqués.

Amaigrissement progressif, urines rares (700 grammes par jour), très foncées.

Le 13 mars : cholestérinémic, 0 gr. 602.

Obs. 13. — Femme, 74 ans. Artères très dures, roulant sous le doigt. Amaigrissement très prononcé, bruits du cœur très claqués. Hémiplégie transitoire ayant duré quelques jours, il y a deux ans.

Le 14 mars : cholestérinémie, 0 gr. 254.

V. Néoplasmes.

Obs. 14. — *Tumeur gastrique.*

Femme, 46 ans, entre à l'hôpital pour douleurs violentes et persistantes survenant par intermittence au creux épigastrique. Vomissements fréquents. A l'examen gastroscopique, on constate au niveau du cardia une ulcération saignante, verdâtre, gonflant à travers l'œsophage.

Amaigrissement très prononcé, pas de teint jaune paille.

Le 20 mars : cholestérinémie, 0 gr. 25.

Obs. 15. — *Epithélioma de l'utérus. Métastases.*

Femme, 36 ans, entre à l'hôpital en octobre 1911 pour pertes sanglantes continuelles avec douleurs irradiées dans le bas-ventre.

Teint jaune paille, facies très pâle, femme très amaigrie, fièvre quotidienne depuis un mois.

Le 20 mars : cholestérinémie, 0 gr. 21.

Obs. 16. — *Kyste de l'ovaire.*

Femme, 82 ans, entrée à l'hôpital le 18 mars pour asthénie générale, gonflement des jambes, gonflement du ventre.

Jambes œdémateuses, godet très net jusqu'au genou, ulcérations trophiques à la face externe du pied droit. L'examen gynécologique révèle un kyste de l'ovaire à droite.

Obs. 17. — *Tumeur gastrique.*

Le 19 mars : cholestérinémie, 1 gr. 09.

Homme, 40 ans, matelot, malade depuis deux mois, douleurs violentes au creux épigastrique empêchant tout sommeil et tout repos, éructations fétides; gros amaigrissement depuis deux mois. Les veines sous-cutanées roulent sous le doigt, surtout les saphènes et les veines du bras, peau plissée et ridée, teinte subictérique.

A la région épigastrique, de l'appendice xiphoïde à l'ombilic, on sent à la palpation une tumeur dure, lobée, profonde sous le plan aponévrotique, très douloureuse à la palpation, non fluctuante; ganglions sus-claviculaires à droite.

L'alimentation liquide est seule possible. Hématémèse peu importante il y a huit jours, un peu d'exophtalmie, sans regard tragique, réflexes conservés, voix brisée très faible.

Le 19 mars : cholestérinémie, 0 gr. 41.

VI. Diabétiques (diabète gras).

Obs. 18. — Femme, 68 ans. Diabète gras ancien, tuberculose pulmonaire au troisième degré, cachexie profonde.

Morte le 14 mars.

Le 12 mars : cholestérinémie, 0 gr. 83.

Obs. 19. — Femme, 46 ans, cuisinière, entre à l'hôpital pour asthénie, douleurs osseuses, polydipsie, polyphagie, polyurie, toux persistante, amaigrissement, le 7 août 1911.

Aucun antécédent pathologique autre que les symptômes de diabète gras survenus depuis dix ans. A eu trois enfants bien portants de 28 à 30 ans. Au début, prurit vulvaire furieux, asthénie, polyurie, polydipsie, polyphagie, bronchite chronique, perd 10 kilogrammes en six années.

Le 7 août 1911, 63 grammes de sucre ; le 2 novembre, 31 grammes.

Pas de température. Tuberculose des deux sommets.

Le 13 mars 1912 : cholestérinémie, 1 gr. 15.

Dans le tableau ci-contre, on verra que : 1° la méthode Grigaut (procédé du flacon) donne relativement des chiffres faibles de cholestérine ; 2° le taux de la cholestérine est nettement abaissé dans la tuberculose et souvent aussi chez les cancéreux ; 3° dans les maladies aiguës, les observations n'ont pas été assez nombreuses ni assez suivies pour tirer des déductions fermes; cependant les observations 2 et 4 paraissent confirmer les conclusions de M. Chauffard sur l'évolution de la cholestérinémie dans les maladies aiguës.

Tableau résumant les dosages par la méthode de **Grigaut** (procédé clinique).

	JOURS DES SAIGNÉES															
	6	7	8	9	10	11	12	13	14	15	16	17	18	19	20	21
Affections aiguës :																
Obs. n° 1. Bronchopneumonie	0,17					1,03					0,06				0,33	
Obs. n° 2. Grippe (convalescence)		1,80				2,88										
Obs. n° 4. Pneumonie grippale							0,96			0,21						1,18
Obs. n° 5. Rougeole														0,33		0,12
Obs. n° 3. Embarras gastrique fébrile													0,19			
Tuberculose :																
Obs. n° 7. Pneumonie tuberculeuse											0,25					
Obs. n° 8. Pleurésie tuberculeuse													1,06			
Obs. n° 6. Grossesse 2e mois Tuberse.				0,50												
Obs. n° 18. Diabétique. Tuberculose.							0,83									
Obs. n° 19. Diabétique. Tuberculose.								1,15								
Néoplasmes :																
Obs. n° 16. Kyste de l'ovaire.														1,009		
Obs. n° 15. Epith. de l'utérus.															0,21	
Obs. n° 17. Epith. du cardia															0,24	
Obs. n° 14. Tumeurs de l'estomac.														0,41		
Artério-sclérose :																
Obs. n° 11. 1er				1,35												
Obs. n° 12. 2e								0,602								
Obs. n° 13. 3e									0,254							
Obs. n° 10. 4e, avec néphrite chronique										1,55						

CHAPITRE V

Etude de la méthode de M. Henri Iscovesco.

Observations et résultats.

A l'exemple de MM. Chauffard, Apert,. etc..., nous ne donnons sur les malades que quelques indications sommaires, mais suffisantes pour désigner l'affection et l'état du sujet au moment de la prise de sang ou de la récolte des humeurs.

Obs. 20. — Sujet normal. — Dr T..., 25 ans. A jeun depuis six heures au moment de la prise de sang. Aucune affection antérieure.

    Saignée le 10 mai : cholestérinémie, 2 gr. 65.

Obs. 21. — Sujet normal. — Homme, 17 ans, excellent état général. Aucune affection antérieure.

    Saignée le 29 mars : cholestérinémie, 3 gr. 25.

Obs. 22. — Sujet normal. — Homme, 40 ans, excellent état général, hospitalisé à la suite d'une rixe.

    Saignée le 24 avril : cholestérinémie, 2 gr. 08.

Obs. 23. — Sujet normal. — Femme, 17 ans, excellent état général, petite hystérie.

    Saignée le 3 mai : cholestérinémie, 1 gr. 99.

La moyenne de la cholestérinémie d'après la technique d'extraction d'Iscovesco serait donc, en tenant compte des dosages que cet auteur a publiés (1), de 2 gr. 30 chez un sujet normal.

Artério-sclérose.

Obs. 24. — Homme, 55 ans, congestif, a eu, il y a plusieurs jours, une poussée légère de rhumatisme dans les membres inférieurs. Pas d'obésité. Artério-scléreux.

Le 24 avril : cholestérinémie, 1 gr. 79.

Obs. 25. — Homme, 67 ans, artério-scléreux. Légères crises de rhumatisme articulaire. Pas de température.

Le 27 avril : cholestérinémie, 0 gr. 81.

Liquide de vésicatoire : 0 gr. 87.

Obs. 26. — Femme, 80 ans. Sénilité. Artères dures, sinueuses, amaigrissement.

Le 27 avril : cholestérinémie, 2 gr. 11.

Obs. 27. — Homme, 67 ans. Embonpoint conservé, congestif, obnubilation intellectuelle, artério-sclérose.

Le 3 mai : cholestérinémie, 2 gr. 04.

Obs. 28. — Homme, 59 ans. Artério-sclérose, amaigrissement, artères très dures, pleurésie sèche à droite.

Le 4 mai : cholestérinémie, 3 gr. 12.

Grossesse.

Obs. 29. — 19 ans. Grossesse 5ᵉ mois. Fatigue générale. Aucun symptôme défini. Primipare.

Le 3 mai : cholestérinémie, 1 gr. 38.

Obs. 30. — 27 ans. Grossesse 7ᵉ mois. Foyer de pneumonie à

---

(1) Iscovesco, C. R. S. B., t. LXXII, p. 318.

gauche. Légère élévation de température vespérale. Accouchement prématuré le 15 mai d'un fœtus vivant. Primipare.

Le 8 mai : cholestérinémie, 1 gr. 73.

Obs. 31. — 19 ans. Grossesse 7ᵉ mois. Primipare. Teint pâle. Traces d'albumine dans les urines. Aucun autre symptôme.

Le 14 mai : cholestérinémie, 2 grammes.

Néoplasmes.

Obs. 32. — *Squirre du sein.*

Femme, 86 ans. Sans aucun retentissement appréciable cliniquement sur l'état général. Malade entrée à l'hôpital pour se faire panser. Début de l'affection, il y a quinze ans.

Le 27 avril : cholestérinémie, 1 gr. 20.

Obs. 33. — *Tumeur gastrique.*

Homme, 66 ans, cachectique, malade depuis plusieurs années, a eu des hématémèses. Mort deux jours après la saignée. La nécropsie montra une ulcération gastrique juxtapylorique avec prolifération néoplasique des ganglions périgastriques.

Le 30 avril : cholestérinémie, 1 gr. 68.

Obs. 34. — *Cancer du rectum.*

Homme, 71 ans. Peu de retentissement sur l'état général. N'a eu ni lithiase ni fièvre typhoïde.

Le 30 avril : cholestérinémie, 2 gr. 05.

Obs. 35. — *Néoplasme stomacal.*

Femme, 50 ans. Teint jaune paille. Asthénie profonde.

Le 4 mai : cholestérinémie, 2 gr. 31.

Obs. 36. — *Cancer de la langue.*

Homme, 60 ans. Inopérable, infiltration ganglionnaire énorme.

Le 4 mai : cholestérinémie, 3 gr. 97.

Obs. 37. — *Cancer du foie.*

Femme, 54 ans. Teint jaune safran, foie énorme, dur, bord tranchant, mammelonné, dépassant l'ombilic.

Le 10 mai : cholestérinémie, 1 gr. 81.

Obs. 38. — *Carcinomatose.*

Femme, 48 ans. Amaigrissement énorme. Epanchements pleurétique et péritonéal. OEdème des membres inférieurs remontant au pubis.

Le 10 mai : cholestérinémie, 1 gr. 504.

Tubes de Southey. Liquide d'œdème : cholestérine, 1 gr. 31.

Liquide pleurétique : cholestérine, 0 gr. 94.

Urines : cholestérine, 1 gr. 36.

Ces mêmes liquides ont été dosés plus tard par le procédé de l'ampoule cholestérinimétrique de M. le Dr Grigaut.

Rhumatisme articulaire.

Obs. 39. — *Rhumatisme articulaire aigu.*

Femme, 39 ans. Première atteinte. Trois grossesses antérieures normales. Articulations des membres inférieurs, douloureuses. La malade eut une phlébite à gauche après son premier accouchement. Aucun autre antécédent pathologique. Température du 3 au 10 mai oscillant entre 37 et 38°. Pas d'amaigrissement. Le 10 mai, les douleurs et le gonflement ont cédé à la médication, la température est redevenue normale.

Le 12 mai : cholestérinémie, 3 gr. 86.

Cholestérine d'un liquide de vésicatoire, 2 gr. 55.

Obs. 40. — *Rhumatisme articulaire aigu.*

Homme, 48 ans. Deuxième atteinte. La première atteinte remonte à 12 ans. Rien à noter dans les antécédents pathologiques à part un chancre induré et des accidents de syphilis secondaires survenus il y a cinq ans. Cette crise dure depuis 35 jours au moment de nos dosages de cholestérine. Les genoux, les articulations tibio-tarsiennes, les coudes, les poignets sont œdémateux, douloureux; l'appétit est conservé. A l'auscultation du cœur, aucun bruit pathologique. Température dépasse à peine 37,5.

Le 13 mai : cholestérinémie, 3 gr. 61 ;

Liquide de vésicatoire, 1 gr. 80 ;

Urines, 1 gr. 83.

OBS. 41. — *Rhumatisme articulaire aigu.*

Homme, 20 ans. Première atteinte, début il y a dix jours. Température depuis ce moment entre 37,5 et 38,5. Pas de liquide, retentissement cardiaque.

Le 15 mai : cholestérinémie, 1 gr. 12 ;

Liquide de vésicatoire; 1 gr. 19 ;

Urines, 0 gr. 40.

OBS. 42. — *Rhumatisme articulaire aigu.*

Homme, 47 ans. Température oscillant entre 38 et 39° depuis quelques jours.

Le 15 mai : cholestérinémie, 1 gr. 46 ;

Liquide de vésicatoire, 1 gr. 25 ;

Urines, 0 gr. 44.

Maladies du rein.

OBS. 43. — *Cardio-rénal. Hydropisie.*

Homme, 60 ans, entré à l'hôpital pour dyspnée, œdème des membres inférieurs.

L'examen révèle un foie gros, de l'ascite, et l'auscultation pulmonaire des signes d'œdème pulmonaire. L'aorte dilatée souffle au deuxième temps de la révolution cardiaque. La surface de matité cardiaque élargie.

L'œdème des jambes remonte au pubis et on note la présence d'ecthyma. Urines rares.

L'ascite fut ponctionnée plusieurs fois jusqu'à la mort survenue le 10 juin. La nécropsie révéla un cœur gros, des plaques d'athérome nombreuses sur l'aorte et de gros reins congestionnés.

Le 14 mai : cholestérinémie, 0 gr. 89 ;

Liquide d'ascite, 2 gr. 34 ;

Urines, 0 gr. 50.

Obs. 44. — *Néphrite chronique.*

Homme, 31 ans. L'affection remonte à six années. Le malade eut de l'œdème des jambes et 7 grammes d'albumine par litre. Soigné et amélioré par le régime lacté et déchloruré. N'a eu ni scarlatine ni fièvre typhoïde.

En février 1912, ce malade devint brusquement très essoufflé et eut des crachats rouillés, sans élévation de température ; l'œdème malléolaire parut, gagnant peu à peu le genou et les cuisses.

Il entre le 2 mai à l'hôpital. On constate des signes d'œdème pulmonaire et de congestion passive des poumons. La pointe du cœur est déviée en dehors et bat dans le sixième espace. Présence d'un bruit de galop avec tendance à l'égalisation des deux silences.

Le visage est pâle et bouffi ; la langue rôtie. Le malade est mis au régime lacté absolu, urée dans le sang, 0 gr. 21.

L'épreuve de la glycosurie phloridzique reste négative. L'élimination du bleu de méthylène dure soixante-six heures.

Du 6 mai au 13 mai, le malade est mis au régime déchloruré pour reprendre ensuite le régime lacté absolu.

Le 9 mai : cholestérinémie, 1 gr. 42 (urée 3 grammes).

Cholestérine des urines, 1 gr. 40.

Le 13 mai : cholestérine des urines, 1 gr. 45.

Cholestérine du liquide d'œdème, 0 gr. 84 (du liquide des tubes de Southey).

(Dans ce même liquide, urée 2 gr. 80, chlorure de sodium 7 gr. 50).

Obs. 45. — *Néphrite chronique urémigène.*

Homme, 22 ans, entré à l'hôpital le 30 avril.

Dans l'enfance, eut la rougeole et la variole. A seize ans, à la suite d'excès d'alcool et d'exposition au froid, eut pour la première fois de l'œdème des jambes et 4 grammes d'albumine dans les urines.

Depuis, signes de petit brightisme, troubles sensoriels de plus en plus accentués.

En février 1912 : faiblesse générale, douleurs lombaires, perte du sommeil.

Le 18 avril, première crise de convulsion (urémie cérébrale); crise répétée chaque jour pendant une semaine. Pas d'élévation de température ni de vomissements. Admis à l'hôpital, il eut deux crises de convulsions dans la même journée du 30 avril. On constate la présence d'albumine dans les urines.

Rien de pathologique n'est constaté au poumon et au cœur. Pas d'ascite ; le foie n'est ni gras, ni douloureux.

Les crises se répètent tous les deux ou trois jours; le taux de l'albumine dans les urines reste à 2 gr. 80, 3 grammes. Pas d'élévation de température jusqu'à la fin. Les urines restent très diminuées de quantité.

> 1ʳᵉ saignée le 2 mai : cholestérinémie, 2 gr. 10; azotémie, 3 gr. 60.
> 2ᵉ saignée le 3 mai : cholestérinémie, 3 gr. 72; azotémie, 4 gr. 10.

Le 9 mai, vomissements. Une ponction lombaire est pratiquée sans résultat.

> 3ᵉ saignée le 9 mai : cholestérinémie, 1 gr. 21; azotémie, 5 gr. 10.

Ce malade est mort le 9 mai.

Infections aiguës.

Obs. 46. — *Fièvre typhoïde.* Convalescence.

Homme, 20 ans. Après une fièvre typhoïde ayant évolué d'une façon classique, sans complications graves, huit jours après la chute de la température.

> Cholestérinémie, 2 gr. 74.

Obs. 47. — *Érythème noueux.*

Femme, 44 ans. Éruption périarticulaire. Douleurs vives dans les membres.

Température oscillant depuis trois jours entre 37,5 et 38,5.

> Le 29 mars : cholestérinémie, 2,15.

Obs. 48. — *Sarcome de la moelle. Cystite.*

Femme, 66 ans. Il y a trois mois, paralysie brusque des membres inférieurs, paralysie des sphincters, amaigrissement considérable, urines purulentes.

A eu trois grossesses normales, pas d'antécédents pathologiques notables.

Le 13 mai : la nécropsie révéla dans la moelle lombaire l'existence d'un sarcome.

Le 29 avril : cholestérinémie, 2 gr. 32.

Obs. 49. — *Erysipèle de la face.*

Femme, 25 ans. Début de l'infection le 21 avril. Température oscillant pendant trois jours entre 38 et 40°, défervescence après douze jours. Desquamation continue jusqu'au 15 mai.

Le 29 avril : cholestérinémie, 1 gr. 40.

Le 10 mai : cholestérinémie, 1 gr. 64.

Obs. 50. — *Pleurésie sérofibrineuse.*

Homme, 46 ans. Le jour de l'entrée à l'hôpital, 1er mai, ponction pleurole donnant un litre environ de liquide. Température 38°.

Cholestérinémie, 1 gr. 56.

Cholestérine du liquide pleurétique, 0 gr. 74.

Cholestérine des urines, 0 gr. 92.

Obs. 51. — *Pleurésie hémorragique.*

Homme, 47 ans. Traumatisme de la cage thoracique il y a un mois.

Deux ponctions successives de la cavité pleurale, le 25 et le 30 avril, donnent issue à un liquide rougeâtre.

Ce malade n'accuse aucun antécédent pathologique.

Le 1er mai : cholestérinémie, 1 gr. 15.

Cholestérine des urines, 0 gr. 58.

Le 7 mai : cholestérine du liquide de ponction, 0 gr. 95.

Lithiase biliaire.

Obs. 52. — *Lithiase biliaire.*

Homme, 30 ans, aurait déjà eu deux crises de coliques hépatiques accompagnées d'ictère, pas de fièvre typhoïde antérieure. Il y a quinze jours, vers le 20 avril, douleurs à l'hypocondre gauche irradiées à l'aisselle et au creux épigastrique, l'ictère survient avec prurit généralisé, décoloration des matières fécales, réaction de Gmelin positive dans les urines (7 mai). La palpation de la vésicule biliaire est douloureuse.

Le 9 mai : cholestérinémie, 1 gr. 34.

Cholestérine des urines, 0 gr. 56.

Le 13 mai : cholestérine des urines, 1 gr. 50.

Le 14 mai : les douleurs ont cessé, l'ictère est en voie de régression, la réaction de Gmelin est négative.

Le 23 mai : nouvelle crise douloureuse, l'ictère reparaît, le pouls tombe à 54 par minute.

Jamais d'élévation de température.

Après la fin de cette crise douloureuse, qui n'offre pas plus que les précédentes les caractères classiques de durée et d'intensité de la colique hépatique, mais dont la répétition et l'accompagnement d'ictère par rétention dénotent l'origine lithiasique, la cholestérine fut dosée par le procédé de l'ampoule de M. Grigaut.

Affections chroniques.

Obs. 53. — *Rein polikystique.*

Femme, 54 ans.

Le 27 mars : cholestérinémie, 2 gr. 82.

Obs. 54. — *Tabes.*

Homme, 46 ans. Début des accidents douloureux il y a dix ans. Arthropathie tabétique de l'articulation tibio-tarsienne gauche.

Incoordination depuis un an. Amaigrissement. Infection syphilitique il y a vingt ans; n'aurait pas eu d'accidents tertiaires.

Le 19 avril : cholestérinémie, 0 gr. 84.

Obs. 55. — *Syphilis secondaire.*
Femme, 19 ans. Accidents secondaires en évolution.

Le 29 avril : cholestérinémie, 1 gr. 56.

Obs. 56. — *Syphilis secondaire.*
Femme, 23 ans. Accidents secondaires en évolution.

Le 29 avril : cholestérinémie, 1 gr. 93.

Obs. 57. — *Syphilis secondaire.*
Femme, 19 ans, L. Ch..., accidents secondaires en évolution.

Le 29 avril : cholestérinémie, 1 gr.75.

Obs. 58. — *Syphilis secondaire.*
Femme, 19 ans, L. D..., accidents secondaires en évolution.

Le 29 avril : cholestérinémie, 1 gr. 93.

Obs. 59. — *Pancréatite d'origine syphilitique.*
Homme, 30 ans.

Cet homme eut une fièvre typhoïde à 14 ans.

En août 1911, il contracta la syphilis et fut soigné régulièrement
à l'apparition des accidents secondaires.

En octobre 1911, on constata chez lui l'apparition d'un syndrome
diabétique (sucre 8 grammes). Un mal perforant plantaire survint
alors qui guérit rapidement.

En janvier 1912, tous ces symptômes avaient disparu, mais un
amaigrissement très notable persistait ainsi qu'une grande asthénie
et des douleurs ostéocoques.

En avril 1912, diverses épreuves cliniques permirent de soupçonner chez cet homme une lésion pancréatique. L'instillation d'adrénaline dans l'œil donna de la mydriase; la réaction de Camidge dans
les urines fut positive. L'épreuve de la glycosurie alimentaire resta
négative.

L'examen coprologique du repas d'épreuve montra les fibres musculaires intactes, des grains d'amidon intacts, la présence de graisses neutres. Les matières mises à l'étuve ont produit du gaz, réaction alcaline.

Le 24 avril, au moment du dosage de la cholestérine, les épreuves cliniques de la phlorydzine et du bleu de méthylène ayant produit des effets normaux permirent d'écarter l'existence d'une néphrite grave (la pollakyurie et une légère albuminurie persistaient).

Le 9 mai : le malade avait repris ses forces et les douleurs avaient disparu ainsi que le syndrome diabétique (le malade avait suivi un traitement à la pancréatine).

> Le 24 avril : cholestérinémie, 2 gr. 44.
>
> Le 9 mai : cholestérinémie, 1 gr. 49.
>
> Le 9 mai : cholestérinémie du liquide de vésicatoire, 1 gr. 99.
>
> Le 9 mai : cholestérinémie des urines, 0 gr. 64.

Tuberculose.

OBS. 60. — *Tuberculose pulmonaire.*

Femme, 39 ans, une grossesse il y a dix ans. Température à grandes oscillations.

> Le 15 mai : cholestérinémie, 2 gr. 35.
>
> Cholestérine du liquide de vésicatoire : 0 gr. 96.

OBS. 61. — *Pleurésie sèche.*

Homme, 41 ans, bacillose au second degré. Pas de température.

> Le 9 mai : cholestérinémie, 1 gr. 60.
>
> Cholestérine dans le liquide de vésicatoire : 2 gr. 15.
>
> Cholestérine dans les urines : 1 gr. 08.

OBS. 62. — *Mal de Pott cervical.*

Homme, 49 ans. Abcès ayant fusé vers la région sus-claviculaire. Collection purulente de la grosseur d'une petite mandarine. Très peu de retentissement sur l'état général. Pas de température.

> Le 9 mai : cholestérinémie, 1 gr. 20.
>
> Cholestérine du liquide de vésicatoire : 1 gr. 68.
>
> Cholestérine des urines : 0 gr. 64.

Obs. 63. — *Pleurésie sèche.*

Homme, 37 ans, tuberculose pulmonaire.

Cholestérine du liquide de vésicatoire : 2 gr. 85.

Obs. 64. — *Angiocholite.*

Homme, 50 ans. Malade dont la prise de sang eut lieu après l'opération, alors qu'il était encore sous l'anesthésie pratiquée à l'éther. Réaction de Gmelin positive dans le sérum et les urines.

Le 11 mai : cholestérinémie, 2 gr. 02.

Extraction Iscovesco. Dosage Iscovesco-Tchugaïeff.

Malade	Age	Affection	Cholestérine par litre
Normaux.			
Obs. 20.	25 ans	Homme.	2,65
Obs. 21.	17 »	Homme.	3,25
Obs. 22.	40 »	Homme.	2,08
Obs. 23.	17 »	Femme.	1,99
Artério-sclérose.			
Obs. 24.	55 »	Congestif. Parésie des membres inférieurs. . .	1,79
Obs. 25.	67 »	Légère crise articulaire. .	0,81
Obs. 26.	80 »	Sénilité.	2,11
Obs. 27.	67 »	Obnubilation. Congestif. .	2,04
Obs. 28.	59 »	Art.-scl. Pleur. sèche dr.	3,12
Grossesse.			
Obs. 29.	19 »	5 mois.	1,38
Obs. 30.	27 »	7 mois, foyer de pneumonie	1,73
Obs. 31.	19 »	7 mois	2,00
Cancer.			
		Néoplasmes de :	
Obs. 32.	86 »	Squirrhe, sein	1,20
Obs. 33.	66 »	Pylore	1,68
Obs. 34.	71 »	Rectum.	2,05
Obs. 35.	50 »	Estomac	2,31
Obs. 36.	60 »	Langue.	3,97
Obs. 37.	54 »	Foie.	1,81
Obs. 38.	48 »	Carcinose.	1,50

Malade	Age	Affection	Cholestérine par litre

Infections aiguës.

Malade	Age	Affection	Cholestérine par litre
Obs. 46.	20 »	Fièvre typhoïde. Conval.	2,74
Obs. 47.	44 »	Erythème noueux.	2,15
Obs. 48.	66 »	Sarcome de la moelle. Cystite.	2,32
Obs. 49.	25 »	Erysipèle.	1,40
Obs. 49.	25 »	Erysipèle.	1,64
Obs. 50.	46 »	Pleurésie sérofibrineuse. .	1,56
Obs. 51.	45 »	Pleurésie hémorragique. .	1,15
Obs. 52.	30 »	Lithiase biliaire.	1,34

Maladies du rein.

Malade	Age	Affection	Cholestérine par litre
Obs. 45.	25 »	Néphrite urémigène. . . .	2,16
Obs. 45.	25 »	Néphrite urémigène. . . .	3,72
Obs. 45.	25 »	Néphrite urémigène. . . .	1,21
Obs. 44.	37 »	Néphrite hydropigène. . .	1,42

Rhumatisme articulaire.

Malade	Age	Affection	Cholestérine par litre
Obs. 39.	30 »	Generali. Convalescence. .	3,86
Obs. 40.	48 »	Rhumat. général. ; fébrile.	3,61
Obs. 41.	20 »	Rhumatisme ; fébrile. . . .	1,12
Obs. 41.	47 »	Rhumatisme ; fébrile. . . .	1,46

Hydropysie.

Malade	Age	Affection	Cholestérine par litre
Obs. 43.	60 »	Néphrite, cirrhose du foie, athérome.	0,89

Affections chroniques.

Malade	Age	Affection	Cholestérine par litre
Obs. 59.	30 ans	Pancréatite syphilitique . .	2,44
Obs. 59.	30 »	Pancréatite syphilitique . .	1,49
Obs. 53.	54 »	Rein polykystique.	2,82
Obs. 54.	46 »	Tabes.	0,84
Obs. 55.	19 »	Syphilis, acc. secondaires.	1,56
Obs. 56.	23 »	Syphilis, acc. secondaires.	1,93
Obs. 57.	19 »	Syphilis, acc. secondaires.	1,75
Obs. 58.	19 »	Syphilis, acc. secondaires.	0,81

Tuberculose.

Malade	Age	Affection	Cholestérine par litre
Obs. 62.	49 »	Mal de Pott cervical, abcès.	1,20
Obs. 61.	41 »	Pleurésie sèche tubercul. .	1,60
Obs. 60.	39 »	Tuberculose pulmonaire. .	2,35
Obs. 63.	37 »	Tuberculose pulmonaire. .	
Obs. 64.	40 »	Angiocholite.	2,02

De la lecture de ces tableaux, il ressort :

1° La méthode d'Iscovesco donne des chiffres de cholestérine beaucoup plus élevés que celle de Grigaut. La moyenne des chiffres paraît être de 2 grammes à 2 gr. 20 pour la cholestérinémie des sujets normaux.

2° Dans l'artério sclérose (moyenne 1 gr. 97), il n'y aurait pas de modification notable du chiffre de la cholestérinémie.

3° Dans la grossesse, il y aurait hypocholestérinémie dans les cas examinés. Nos observations sont trop peu nombreuses pour conclure et la méthode employée pour l'extraction et le dosage n'est pas la même qui fut employée par M. le professeur Chauffard.

4° Dans le cancer, la cholestérinémie est le plus souvent abaissée légèrement (moyenne 1 gr. 94).

5° Au cours des infections aiguës et fébriles, la cholestérinémie est toujours abaissée. Notons que la cholestérinémie augmente dans la convalescence, comme nous l'avons vu pour un cas de fièvre typhoïde et un cas de rhumatisme articulaire aigu.

6° Au cours des accidents de syphilis secondaire, la cholestérinémie semble abaissée.

D'où provient la cholestérine.

Dans le but de rechercher d'où provient la cholestérine du sang, nous avons prélevé quelques organes essentiels de deux animaux et nous avons dosé la cholestérine renfermée dans ces organes. Des précautions préalables avaient été prises avant le prélèvement des organes. Nous avons opéré sur un chien adulte et une lapine qui fut trouvée pleine (trois semaines environ). Ces animaux à peine sacrifiés, nous avons prélevé le sang par ponction des jugulaires et du cœur. Un courant d'eau physiologique à la pression normale de l'animal a été ensuite lancé dans l'aorte abdominale de ces animaux; elle a une pression suffisante pour chasser le sang que la saignée avait pu laisser dans le système circulatoire. La cholestérine du sang n'est donc pas à déduire, car les organes n'ont été pris et pesés qu'après avoir blanchi sous le courant d'eau physiologique. Les intestins ont, de plus, été lavés à leur surface et détergés de toute matière par un lavage à l'eau salée tiède.

Les deux tableaux suivants ont été ainsi obtenus.

Extraction et dosage selon Iscovesco.

Chien.

| | EXTRAITS | | |
	ÉTHÉRÉ	PÉTROLÉIQUE	TOTAL
Sang de chien adulte	0,63	0,39	1,02
Rate	0,54	0,26	0,90
Intestin	0,69	0,21	0,90
Intestin	0,60	0,51	1,11
Pancréas	1,20	0,81	1,61
Foie	—	—	—
Emulsion d'intestin	0,22	0,28	0,42

Lapin.

	EXTRAITS		
	ÉTHÉRÉ	PÉTROLÉIQUE	TOTAL
Sang (4, 5)	0,55	0,53	1,08
Rate (0,95 gr.)	2,41	3,00	5,41
Pancréas (2 gr.)	0,85	1,11	1,96
Foie (6 gr.).	0,50	0,54	1,04

Cholestérinémie chez le cheval.

Nous nous sommes demandé si l'immunité antidiphtérique se traduisait par de l'hyper ou de l'hypocholestérinémie chez cet animal.

Des chevaux normaux ont été saignés et la teneur de leur sérum dosée en cholestérine; de même pour les chevaux immunisés contre la diphtérie appartenant à l'Institut Pasteur de Bordeaux que dirige M. le professeur Ferré.

Le tableau ci-contre montre que les résultats obtenus par la méthode d'extraction et de dosage d'Iscovesco sont du même ordre, mais que s'il n'y a pas hypocholestérinémie chez le cheval immunisé et soumis aux fatigues des saignées répétées depuis longtemps à intervalles réguliers, le fait de l'immunisation ne se traduit pas par une hypercholestérinémie.

Sérums d'animaux.

Animal	Particularités pathogéniques du sérum.	Total
Cheval	Antidiphtérique (Selika)	2,24
Cheval	Antidiphtérique (Athos)	1,57
Cheval	Antidiphtérique (Stella)	2,85
Cheval	Antidiphtérique (Selika)	1,68
Cheval	Antidiphtérique (Pollux)	1,42
Cheval	Antidiphtérique (Selika)	1,10
Cheval	Normal (demi-sang)	1,48
Cheval	Normal	2,82
Cheval	Normal	1,99
Mouton	Antirabique	1,34
Chevaux : Moyenne des normaux		2,09
Chevaux : Moyenne des antidiphtériques		1,81

CHAPITRE VI

Etude de la méthode de **M. A. Grigaut.**

Procédé clinique du cholestérimètre.

Tuberculose.

Obs. 65. — *Tuberculose pulmonaire fébricitante.*

Femme, 30 ans, a eu trois enfants. Pleurésie gauche il y a trois ans, depuis amaigrissement progressif, diarrhée persistant depuis deux mois. Tuberculose pulmonaire. Température oscillant depuis dix jours entre 38 et 39°.

> Le 3 juin : cholestérinémie, 0 gr. 97.
> Cholestérine du liquide de vésicatoire : 0 gr. 22.
> Cholestérine dans les urines : 0 gr. 10.

Obs. 66. — *Tuberculose pulmonaire.*

Femme, 25 ans. Début il y a trois ans. Amaigrissement notable depuis un mois (3 kilogr.). La température a de grandes oscillations entre 37,5 et 40°. La tension artérielle est très faible.

> Le 6 juin : cholestérinémie, 1 gr. 18.
> Cholestérine du liquide de vésicatoire : 0 gr. 16.
> Cholestérine des urines : 0 gr. 14.

Obs. 67. — *Tuberculose pulmonaire.*

Homme, 23 ans. Début il y a quatre ans. Amaigrissement très accentué. Température à grandes oscillations de 38,5 à 39,5.

Le 7 juin : cholestérinémie, 1 gr. 50.

Cholestérine du liquide de vésicatoire : 0 gr. 58.

Cholestérine dans les urines : pas de traces.

Le 8 juin : cholestérine des urines : pas de traces.

Obs. 68. — *Tuberculose pulmonaire.*

Homme, 64 ans. Début depuis dix ans. Amaigrissement progressif. Température entre 38 et 39° depuis le jour d'entrée, le 5 juin.

Le 8 juin : cholestérinémie, 1 gr. 30.

Cholestérine dans les urines : pas de traces.

Obs. 69. — *Tuberculose pulmonaire.*

Femme, 25 ans, serait enceinte de trois mois. Début de la maladie il y a un an. Amaigrissement assez accentué. Température oscillant autour de 38° sans grandes oscillations.

Le 12 juin : cholestérinémie, 2 gr. 25.

Cholestérine du liquide de vésicatoire : 1 gr. 44.

Cholestérine des urines : 0 gr. 11.

Le 17 juin : cholestérine du liquide de vésicatoire : 4 grammes.

Rhumatisme articulaire.

Obs. 70. — *Rhumatisme articulaire chronique.*

Femme, 60 ans. Première atteinte il y a dix ans. Actuellement, les mouvements de l'articulation de l'épaule sont très douloureux, mais pas d'élévation de température, ni rougeur, ni gonflement.

Le 1er juin : cholestérinémie, 2 gr. 14.

Cholestérine du liquide de vésicatoire : 1 gr. 50.

Cholestérine des urines : traces.

Obs. 71. — *Rhumatisme articulaire subaigu.*

Femme, 55 ans. Première atteinte.

Température 37,5. Les articulations atteintes restent douloureuses.

Le 1er juin : cholestérinémie, 1 gramme.

Cholestérine du liquide de vésicatoire : 0 gr. 26.

Cholestérine des urines : 0 gr. 12.

Defaye

Emphysème pulmonaire.

Obs. 72. — *Emphysème pulmonaire.*

Femme, 17 ans. Début il y a trois ans, symptômes fonctionnels assez passagers.

Le 8 juin : cholestérinémie, 1 gr. 50.

Cholestérine dans les urines : traces indosables.

Obs. 73. — *Emphysème pulmonaire.*

Homme, 27 ans. Début à l'âge de trois ans, aucun autre antécédent pathologique.

Le 8 juin : cholestérinémie, 1 gr. 60.

Cholestérine dans les urines : nulle.

Obs. 73 bis. — *Emphysème pulmonaire.*

Homme, 48 ans.

Cholestérinémie, 2 grammes.

Cholestérine du liquide de vésicatoire : 1 gr. 60.

Malades portant des épanchements.

Obs. 74. — *Mal de Bright.*

Homme, 50 ans. Epanchement pleural non inflammatoire.

Le 4 juin : cholestérinémie, 3 gr. 07.

Cholestérine du liquide pleural : 0 gr. 23.

Cholestérine des urines : traces indosables.

Le 5 juin : cholestérine du liquide pleural : 0 gr. 32.

Cholestérine des urines : traces indosables.

Obs. 75. — *Leucémie.*

Homme, 50 ans. Foie gros, dépassant l'ombilic, râle facile à délimiter à la palpation et allant jusque dans la fosse iliaque gauche Masses ganglionnaires aux régions cervicale et axillaire.

Analyse du sang : hémoglobine, 20 p. 100.

Leucocytes, 320 000.

Hématies, 1 700 000.

Epanchement ascitique ponctionné tous les cinq jours, donnant six litres chaque fois.

> Le 6 juin : cholestérine de l'ascite : 0 gr. 73.
> Cholestérine de l'urine : 0 gr. 11.
> Le 11 juin : cholestérine de l'ascite : 0 gr. 43.
> Cholestérine de l'urine : pas de traces.
> Le 15 juin : cholestérinémie, 0 gr. 30.
> Cholestérine de l'ascite : 0 gr. 33.
> Cholestérine de l'urine : traces.

OBS. 76. — *Pleurésie gauche.*

Homme, 20 ans. Début il y a quinze jours. Antécédents tuberculeux. Alcoolisme. Une ponction pleurale, pratiquée le 5 juin, donne 880 grammes de liquide.

> Le 6 juin : cholestérinémie, 1 gr. 05.
> Cholestérine du liquide pleurétique : 0 gr. 58.
> Cholestérine des urines : pas de traces.

OBS. 77. — *Pleurésie hémorragique.*

Femme, 48 ans. Carcinose. Même sujet qu'à l'observation 38.

> Le 7 juin : cholestérine du liquide pleural, 1 gr. 08.

OBS. 77 *bis.* — *Pleurésie aiguë.*

Homme, 17 ans. L'épanchement a débuté quinze jours avant les dosages de cholestérine. La température ne dépasse pas 37,5.

> Le 10 juin : cholestérinémie, 1 gr. 44.
> Cholestérine des urines : néant.
> Cholestérine du liquide pleurétique : 1 gr. 33.

Normaux.

OBS. 78. — *Normale.*

Femme, 20 ans.

> Le 9 juin : cholestérinémie, 1 gr. 93.
> Cholestérine des urines : néant.

OBS. 79. — *Convalescence de fièvre typhoïde.*

Homme. Température tombée depuis huit jours. Fièvre typhoïde ayant évolué sans complications.

Le 10 juin : cholestérinémie, 1 gr. 90.

Cholestérine des urines : pas de traces.

Lithiasiques.

OBS. 80. — *Lithiase biliaire.*

Femme morphinomane. Crises de coliques hépatiques répétées, avec ictère.

Le 8 juin : cholestérinémie, 1 gr. 64.

Cholestérine des urines : 0 gr. 018.

OBS. 81. — *Lithiase biliaire.*

Homme, 30 ans. Même sujet qu'à l'observation 52.

Le 4 juin : cholestérinémie, 2 gr. 06.

Cholestérine des urines : 0 gr. 08.

OBS. 82. — *Lithiase biliaire.*

Femme. Crises de coliques hépatiques répétées

Le 10 juin : cholestérinémie, 2 gr. 70.

Cholestérine des urines : pas de traces.

OBS. 83. — Malade opérée il y a deux ans pour une cholécystite non lithiasique. Depuis ce temps, santé parfaite ; jamais de coliques ni d'ictère.

Le 20 juin : cholestérinémie, 2 gr. 41.

Néoplasmes. Hépatique.

OBS. 84. — *Carcinome du pancréas, des voies biliaires.*

Femme, 40 ans, ictère avec réaction de Gmelin positive dans le sérum et dans les urines.

Le 10 juin : cholestérinémie, 3 gr. 10.

Cholestérine des urines : pas de traces.

Aucun antécédent pathologique notable. Il y a trois mois, brusquement, sans douleur, sans fièvre, un ictère est survenu chez cette femme. Il a atteint en trois jours l'intensité et la coloration actuelles (vert bronzé). Les matières ont été décolorées à cette époque ; pas de démangeaison, ni vomissements, ni pyrosis, ni mœlena, pas d'alcoolisme. La malade a conservé l'appétit et digère bien. Actuellement, cette femme se présente comme une ictérique sans dyspepsie, ni douleur notable ; elle se plaint d'une faiblesse générale et d'un amaigrissement très sensible. Dès le début des accidents, la malade était restée au régime lacté.

A l'examen, on constate une tuméfaction au niveau de la vésicule biliaire, non douloureuse, ni spontanément, ni à la palpation.

La radioscopie indique un foie énorme remplissant l'hypochondre droit et l'épigastre gauche.

L'examen du sang donne :

Globules blancs 15.000

dont éosinophiles . . . .   2 p. 100
    polynucléaires neutrophiles . . . . .   70 p. 100
    lymphocytes . . . .   20 p. 100
    mastzellen. . . . .   0,50 p. 100

Il s'agirait probablement d'un néoplasme (carcinome) du pancréas.

Obs. 84 *bis.* — *Cancer du foie ou kyste hydatique.*
Homme. Sujet très amaigri, foie gros, douloureux, pas d'ictère.
    Le 20 juin : cholestérine, 0 g. 75.

Obs. 85. — *Avortement.*
Femme, 25 ans. Entrée à l'hôpital pour fatigue générale. Grossesse normale il y a 5 ans. Pas de syphilis. Avortement de deux mois sans cause apparente le 12 mai.
    A cette date : cholestérinémie, 1 gr. 50.
    Dans l'urine, pas de cholestérine.

Obs. 86. — *Tumeur de l'hypophyse.*

Femme présentant, à la radiographie, un élargissement très net de la selle turcique ; symptômes d'insuffisance hypophysaire.

Cholestérinémie, 2 gr. 57.

Dans l'urine, pas de cholestérine.

Obs. 87. — *Myélite syphilitique.*

Femme présentant une paraplégie complète, avec troubles sphinctériens et signe d'Argyll Robertson.

Cholestérinémie : 2 gr. 22.

Obs. 88. — *Tabes.*

Cholestérinémie, 2 gr. 18.

Obs. 88 *bis.* — *Myélite. Syphilis ancienne.*

Le 20 juin : cholestérinémie, 1 gr. 50.

Cholestérine du liquide céphalo-rachidien : traces.

Lésions rénales.

Obs. 89. — *Néphrite.*

Homme, 40 ans. Néphrite albumineuse simple. Souffle initial bien compensé, très léger œdème malléolaire.

Le 15 juin : cholestérinémie, 2 gr. 40.

Cholestérine des urines : 0 gr. 01.

Obs. 90. — *Cardio-rénal.*

Homme, 55 ans. Lésion cardiaque mal compensée, hyposystolie ; vomissements sans prodromes le 14 juin, abondants, bilieux.

Le 15 juin : cholestérinémie, 1 gr. 50.

Cholestérine des urines : néant.

Obs. 91. — *Cardio-rénale.*

Femme de 50 ans, présentant un souffle initial systolique, de la dilatation du cœur et des signes d'hyposystolie, hydrothorax, etc. Grosse quantité d'albumine dans les urines.

19 juin : cholestérinémie, 4 gr. 40.

Cholestérine du liquide pleural : 1 gr. 11.

Cholestérine des urines : néant.

Obs. 92. — *Urémie (?).*

Femme, 60 ans. Est entrée à l'hôpital dans le coma. Des traces d'albumine dans les urines.

Cholestérinémie, 3 gr. 31.

Cholestérine du liquide céphalo-rachidien : 0 gr. 11.

Obs. 93. — *Néphrite.*

Homme atteint de néphrite hydropigène, œdème généralisé.

Cholestérinémie, 4 gr. 52.

Obs. 94. — *Néphrite.*

Néphrite chronique avec œdème.

Cholestérinémie, 5 gr. 71.

———

Obs. 95. — Homme. Néphrite chronique, lésions cardiaques, hydrothorax.

Le 21 juin : cholestérinémie, 3 gr. 48.

Cholestérine du liquide pleural : 0 gr. 55.

Obs. 96. — Homme. Athérome, pleurite sèche ancienne.

Le 21 juin : cholestérinémie, 3 gr. 28.

Cholestérine du liquide de vésicatoire : 2 gr. 14.

Obs. 97. — Femme opérée depuis trois semaines d'hystérectomie. Suppuration vaginale du moignon utérin non terminée.

Diminution des forces dans les deux membres supérieurs ; anesthésie par zones sans topographie nette. Phénomènes douloureux dans les membres inférieurs.

Diagnostic hésitant entre polynévrite ou hystérie.

Le 20 juin : cholestérinémie, 2 gr. 48.

Cholestérine du liquide de vésicatoire : 1 gramme.

Obs. 98. — *Hémoglobinurie paroxistique.*

Garçon, 12 ans.

Cholestérinémie, 1 gr. 30.

Méthode d'extraction cholestérimètre de Grigaut. Réaction de dosage Grigaut-Liebermann.

		AGE	CHOLESTÉRINE du sérum	CHOLESTÉRINE des urines	CHOLESTÉRINE du liquide de vésicatoire	CHOLESTÉRINE du liquide d'épanch.
Normal	Obs. 78	92 ans.	1,28	Néant.	—	—
	—	3 dosages d'urines normales.	—	Néant.	—	—
Tuberculose	Obs. 65	80 ans.	0,97	0,10	0,22	—
	Obs. 66	25 ans.	1,18	0,14	0,16	—
	Obs. 67	23 ans.	1,59	Néant.	0,58	—
	Obs. 68	64 ans.	1,59	Néant.	—	—
	Obs. 69	25 ans. grossesse de 4 mois	2,25	Néant.	1,14 (6 gr. 7 jours plus tard).	—
Rhumatisme articulaire	Obs. 70	60 ans.	2,14	Traces.	1,50	—
	Obs. 71	55 ans.	1,00	0,12	0,26	—
Emphysème pulmonaire	Obs. 72	17 ans.	1,50	Traces.	—	—
	Obs. 73	27 ans.	1,00	Néant.	—	—
	Obs. 73 bis.	48 ans.	2	—	1,09	—
Malades portant un épanchement dans les séreuses	Obs. 74 Mal de Bright, ép. passif.	50 ans.	3,07 (œdema :)	Traces. Traces.	—	0,23 (plèvres). 0,32 »
	Obs. 75	50 ans.	—	0,11	—	0,73 (péritoine).
	Id., 3 jours après.	»	—	Néant.	—	0,43 »
	Id., 3 jours après.	»	0,50	Traces.	—	0,33 »
	Obs. 76 épanch. (inflamm.).	20 ans.	1,05	0,11	—	0,58 (plèvre).
	Obs. 77 carcinose.	50 ans.	—	—	—	1,08 (plèvre liquide hémorragique).
	Obs. 77 bis.	47 ans.	1,44	Néant	—	1,33 (épanch. inflam.).
Lithiasiques	Obs. 80		1,61	0,018	—	—
	Obs. 81	80 ans.	2,05	0,04	—	—
	Obs. 82	—	2,70	Néant.	—	—
	Obs. 83	—	2,41	Néant.	—	—
Carcinome des voies biliaires	Obs. 84	40 ans.	2,10	Néant.	—	—
Tumeur de l'hypophyse	Obs. 86	—	2,57	Néant.	—	—
Myélie syphilitique	Obs. 87	—	2,22	—	—	—
Tabes	Obs. 88	—	2,18	--	—	—
Avortement 2e mois	Obs. 85	—	1,50	Néant.	—	—
Convalescence de fièvre typhoïde	Obs. 79	—	1,99	Néant	—	—
Néphrites	Obs. 89	—	2,40	0,01	—	—
	Obs. 90 (cardio-rénal).	—	1,50	Néant	—	—
	Obs. 91 (cardio-rénal).	50 ans.	4,40	Néant.	—	1,11 (épanch. pleural).
	Obs. 92	60 ans.	3,31	—	—	0,11 (liq. céphalo-rachidien).
	Obs. 93	—	4,02	—	—	—
	Obs. 94	—	5,71	—	—	—
	Obs. 95 (cardio-rénal).	—	3,48	—	—	0,55 (l. pleural).

De la lecture du tableau, il résulte :

1° Par la méthode du cholestérimètre de M. Grigaut on ne décèle dans les urines que de très petites quantités de cholestérine et on n'en décèle pas d'une façon constante. Le fait d'en rencontrer là n'est pas en rapport avec l'hypercholestérinémie ;

2° La cholestérinémie est abaissée dans la tuberculose pulmonaire (sauf s'il y a grossesse), au cours des affections fébriles.

Elle n'est pas très modifiée dans l'emphysème pulmonaire.

Elle est élevée dans les néphrites, la lithiase biliaire et quelques tumeurs.

CHAPITRE VII

Relations de la cholestérinémie et du taux de la cholestérine dans quelques humeurs.

Il nous a paru intéressant à un moment donné de nos travaux de rechercher s'il existait une relation entre la quantité de cholestérine de sang et celles de certains liquides pouvant être considérés comme des liquides de sécrétion ou d'excrétion notamment ; nous avons étudié les rapports pouvant exister entre la cholestérine contenue dans le sang et la cholestérine contenue dans ces liquides.

Aussi, chez certains individus normaux et chez certains malades, avons-nous pris simultanément le taux de la cholestérine contenue dans le sang, l'urine ; chez d'autres malades à la fois le taux de la cholestérine contenue dans le sang, l'urine, les épanchements inflammatoires au passif et dans le liquide de vésicatoire.

Les résultats et les conclusions que nous pouvons tirer de nos recherches, qui ne sont pas aussi nombreuses que nous aurions voulu, sont contenues dans les tableaux qui suivent.

Le premier tableau montre quels rapports existent dans les différentes affections contre le taux de la cholestérinémie et la quantité de cholestérine des liquides de vésicatoire et permet de voir les différences offertes par les différentes méthodes d'extraction et de dosage.

Un deuxième tableau met en parallèle les résultats fournis par la méthode de MM. Grigaut et Iscovesco dans les différents dosages de cholestérine dans le sérum et les liquides épanchés dans les séreuses.

Les tableaux des pages 108-109 résument la relation entre la cholestérinémie et la cholestérine des urines et de quelques humeurs dosées selon Iscovesco-Tchugaïeff.

MÉTHODE D'ISCOVESCO

Tableau montrant la relation de la cholestérinémie avec le taux de la cholestérine des humeurs.

NUMÉROS des observations	AGE	AFFECTION	TOTAL	HUMEUR	RAPPORT Sérum/Urine	RAPPORT Sérum/Vésicatoire	RAPPORT Sérum/Liquide pleurétique	RAPPORT Sérum/Ascite	RAPPORT Sérum/Liqu. de ... Southey
50	26 ans.	Pancréatite syphilitique	1,49	Sérum.	....	....	....	....	....
			1,99	Vésicatoire.	....	0,3	....	....	....
			0,94	Urine.	2,3	....	....	....	....
62	30 ans.	Mal de Pott cervical; abcès	1,29	Sérum.	....	....	....	....	....
			1,68	Vésicatoire.	....	0,7	....	....	....
			0,77	Urine.	1,5	....	....	....	....
40	46 ans.	Rhumatisme subaigu	2,616	Sérum.	....	....	....	....	....
			1,803	Vésicatoire.	....	2	....	....	....
			1,83	Urine.	1,8	....	....	....	....
25	67 ans.	Rhumatisme subaigu	0,8	Sérum.	....	....	....	....	....
			0,87	Vésicatoire.	....	0,9	....	....	....
39	30 ans.	Rhumatisme articulaire	3,86	Sérum.	....	....	....	....	....
			2,66	Vésicatoire.	....	1,5	....	....	....
43	60 ans.	Cirrhose du foie; athérome	0,89	Sérum.	....	....	....	....	....
			2,34	Ascite.	....	....	....	0,3	....
			0,50	Urine.	1,7	....	....	....	....
69	39 ans.	Tuberculose au 2e degré	2,35	Sérum.	....	....	....	....	....
			0,96	Vésicatoire.	....	2,4	....	....	....
			....	Urine.	....	....	....	....	....
41	20 ans.	Rhumatisme articulaire aigu	1,12	Sérum.	....	....	....	....	....
			1,19	Vésicatoire.	....	0,9	....	....	....
			0,40	Urine.	2,8	....	....	....	....
10	46 ans.	Pleurésie; épanchement	1,56	Sérum.	....	....	....	....	....
			0,75	Liq. pleurétique.	....	....	2,0	....	....
			0,92	Urine.	1,6	....	....	....	....
51	40 ans.	Pleurésie hémorragique	1,15	Sérum.	....	....	....	....	....
			0,58	Urine.	1,9	....	....	....	....
			0,95	Liq. pleurétique.	....	....	1,2	....	....
52	30 ans.	Lithiase biliaire	1,24	Sérum.	....	....	....	....	....
			0,56	Urine.	2,8	....	....	....	....
44	35 ans.	Néphrite chronique	1,42	Sérum.	....	....	....	....	....
			1,20	Urine.	1,0	....	....	....	....
			1,45	Urine.	1,0	....	....	....	....
			0,84	Tubes Southey.	....	....	....	....	1,6
08	18 ans.	Carcinomateuse	2,50	Sérum.	....	....	....	....	....
			1,81	Tubes Southey.	....	....	....	....	1,1
			1,72	Liq. pleurétique.	....	....	0,8	....	....
			1,86	Urine.	1,1	....	....	....	....
61	17 ans.	Gastrite chronique	1,60	Sérum.	....	....	....	....	....
			2,14	Vésicatoire.	....	0,7	....	....	....
			1,08	Urine.	1,4	....	....	....	....
42	17 ans.	Rhumatisme articulaire aigu	1,56	Sérum.	....	....	....	....	....
			1,125	Vésicatoire.	....	1,3	....	....	....
			0,44	Urine.	3,3	....	....	....	....

Parallèles entre le taux de la cholestérinémie et le taux de la cholestérine
dans les épanchements.

| MÉTHODE DE GRIGAUT (Cholestérimètre) | | | | | MÉTHODE D'ISCOVESCO | | | | |
NUMÉROS des observations	CHOLESTÉRINE du SANG	CHOLESTÉRINE du LIQUIDE épanché	DÉSIGNATION de la SÉREUSE lésée	RAPPORT	NUMÉROS des observations	CHOLESTÉRINE du SANG	CHOLESTÉRINE du LIQUIDE épanché	DÉSIGNATION de la SÉREUSE	RAPPORT
Epanchements actifs (inflammatoires).									
76.........	1,05	0,58	Plèvre.	1,80	50.........	1,56	0,75	Plèvre.	2,00
77 *bis*.....	1,44	1,33	Plèvre.	1,09	51........	1,15	0,95	Plèvre (hémorragique).	1,2
77.........	....	1,08	Plèvre (hémorragique).						
Epanchements passifs, carcinomes (non inflammatoires).									
75.........	0,50	0,33	Péritoine.	1,1	38	1,50	0,94	Plèvre.	1,50
91.........	4,40	1,11	Plèvre.	3,90 ⎫	43........	0,89	2,33	Péritoine.	0,3
....	3,48	0,55	Plèvre.	6,3 ⎬ néphrites					
74.........	3,07	0,23	Plèvre.	13 ⎭					

De ce tableau il résulte que les épanchements de la plèvre ou du péritoine présentent des quantités assez fortes de cholestérine variant de 0 gr. 23 à 1 gr. 33 (méthode de Grigaut) et de 0 gr. 90 à 2 gr. 33 (méthode d'Iscovesco).

De la méthode de M. Grigaut, les chiffres les plus élevés ont été donnés par une pleurésie aiguë et une pleurésie hémorragique ; les chiffres les plus faibles, par des épanchements passifs.

Le rapport entre la cholestérine du sang et celle des liquides d'épanchement paraît assez constant et oscille entre 1 et 2 (1). Dans les néphrites, ce rapport est considérablement augmenté, car le chiffre de la cholestérine de l'épanchement ne s'accroît pas parallèlement à la cholestérinémie.

____

(1) Des recherches toutes récentes nous permettent d'affirmer que dans des liquides d'épanchements inflammatoires où la réaction de Rivalta est positive, le taux de la cholestérine varie de 1 gr. 20 à 1 gr. 50.

Dans les épanchements passifs, où la réaction de Rivalta est négative, le taux de la cholestérine varie dans le liquide épanché de 0 gr. 30 à 0 gr. 70.

(Dosages au cholestérimètre de M. Grigaut).

Parallèle entre le taux de la cholestérinémie et le taux de la cholestérine dans le liquide de vésicatoire.

MÉTHODE DE GRIGAUT (cholestérimètre)				MÉTHODE D'ISCOVESCO			
NUMÉROS des observations	Cholestéri- némie	Cholestérine du liquide de vésicatoire	Rapport	NUMÉROS des observations	Cholestéri- némie	Cholestérine du liquide de vésicatoire	Rapport
Rhumatisme articulaire				*Rhumatisme articulaire*			
70.......	2,14	1,50	1,4	40	3,61	1,80	2,00
71	1,00	0,26	0,4	25	0,81	0,87	0,9
				39	3,86	2,55	1,5
				41	1,12	1,19	0,9
				42	1,46	1,12	1,3
				61	1,60	2,14	0,7
Tuberculose				*Tuberculose*			
65.......	0,97	0,22	4,40	62	1,20	1,68	0,7
66.......	1,18	0,16	7,37	60	2,35	0,96	2,4
67.......	1,50	0,58	2,59				
69	2,25	1,44	1,56				
Emphysème pulmonaire.				*Pancréatite syphilitique*			
73 *bis*....	2,00	1,60	1,25	59	1,49	1,99	0,8

De la lecture de ce tableau il résulte que :

1° Les liquides de vésicatoire contiennent une plus grande quantité de cholestérine que les liquides d'œdème : 1 gramme à 2 gr. 55 (méthode d'Iscovesco) 0 gr. 20 à 1 gr. 60 (méthode de Grigaut).

2° Dans la tuberculose, la cholestérine des liquides de vésicatoire paraît être diminuée, et le rapport du chiffre de la cholestérine du sérum, sur celui du liquide de vésicatoire, est très élevé.

Si, maintenant, réunissant le résultat de nos recherches personnelles à ceux déjà acquis avant nous, nous faisons le bilan de la cholestérinémie, nous constatons tout de suite la part importante que prend en clinique la notion de cholestérinémie.

Désormais, elle prend une place importante à côté de la chlorurémie, de l'azotémie, de la glycémie.

Déjà sous l'impulsion de M. le professeur Chauffard s'ébauche tout un chapitre de pathologie générale et, sans doute, la pathogénie et le pronostic de bien des affections s'éclaireront à la lueur de cette notion nouvelle.

En effet, grâce aux recherches sur la cholestérinémie, la nature des calculs biliaires, du xanthome, de la rétinite albuminurique peut être envisagée sous un jour tout autre.

Le sang charrie constamment de la cholestérine ; sous l'influence de causes mal connues, on peut voir celle-ci s'exagérer ; et, se trouvant en excès dans le système circulatoire ou les organes, cette substance se dépose sur les parois des vaisseaux (athérome), sur la cornée (arc sénile), dans les paupières (xanthélasma), dans les voies biliaires (calculs), sur la rétine (rétinite albuminurique).

Mais l'hypercholestérinémie est-elle toujours une réaction fâcheuse ? Doit-elle être redoutée dans tous les cas ?

Il ne semble pas.

M. le professeur Chauffard, par des déductions bien nettes et des hypothèses séduisantes , a élevé la notion d'hypercholestérinémie au rang de réaction de défense. Que voyons-nous, en effet, dans la fièvre typhoïde ? au début de l'affection le taux cholestérine baisse dans le sang ; puis, à mesure que l'organisme réagit, la cholestérinémie augmente et suit une marche ascendante jusque pendant la convalescence. Réaction de défense, réaction d'immunité, dit M. le professeur Chauffard.

Dans les néphrites, l'hypothèse de M. le professeur Chauffard reçoit une confirmation nette. A l'azotémie l'organisme oppose la cholestérinémie ; lorsque l'urée est décélée en faibles proportions dans le sang, alors que l'organisme peut faire les frais de la défense, la cholestérinémie croît ; mais quand la mort est proche et l'azotémie très forte, le taux de la cholestérine baisse brusquement dans le sang. Notre observation 45 (1) en est un exemple typique.

. . . .

Certes, il reste beaucoup à faire et ces notions ne sont que l'ébauche du chapitre de la cholestérinémie. Il faut en effet savoir maintenant d'où vient la cholestérine du sang ; ou quels organes la produisent.

On a cru trouver l'origine de cette production dans les leucocytes ; en effet, les liquides inflammatoires — nous l'avons montré — paraissent avoir plus de cholestérine que les œdèmes ou les épanchements passifs.

Par contre, nous ferons remarquer que, dans un cas de leucémie (2) où les globules blancs atteignent le nombre de 320.000 par millimètres cubes, nous avons trouvé de l'hypocholestérinémie.

Depuis longtemps la substance nerveuse (Flint) fut considérée comme un centre cholestérinigène ; actuellement, les recherches semblent s'orienter du côté du corps jaune et des capsules surrénales.

Quoi qu'il en soit de sa genèse, de ce corps il faudra enfin étudier et son élimination par les urines et par les matières fécales, et aussi les règles qui président à sa production et à son excrétion. Alors seulement on pourra recueillir de cette notion nouvelle, la cholestérinémie, des résultats féconds que les notions déjà acquises nous permettent d'espérer.

______

(1) P. 84.
(2) Voir notre observation n° 75, p. 98.

CONCLUSIONS

De l'ensemble de cette étude basée sur plus de 300 dosages de cholestérine, nous pouvons tirer les conclusions suivantes :

1° Actuellement une seule méthode colorimétrique existe permettant un dosage rapide, facile et vraiment clinique de la cholestérine dans les humeurs de l'organisme; c'est le procédé du cholestérimètre de M. Grigaut.

2° Le procédé de M. Iscovesco est plus long, plus fatiguant, plus onéreux. La méthode colorimétrique proposée par cet auteur est d'une exactitude moins grande que celle de M. Grigaut et donne des chiffres trop élevés de cholestérine.

3° Quelle que soit la méthode employée, nous avons trouvé une hypercholestérinémie dans :

a) La convalescence des maladies aiguës.

b) Des lithiases biliaires.

c) Certaines néphrites cliniquement bien tolérées,
et une hypocholestérinémie dans :

a) Des néoplasmes malins.

b) La syphilis secondaire au cours des accidents.

c) La tuberculose pulmonaire.

d) Les infections aiguës.

4° Chez le cheval immunisé contre la toxine diphtérique, le taux de la cholestérinémie n'est pas différent de celui du cheval normal.

5° Le dosage de la cholestérine dans les urines fait par le procédé de M. Grigaut ne décèle que des traces de cette substance. Par le procédé de M. Iscovesco, on obtient des doses assez fortes de cholestérine sans que l'on puisse voir un rapport constant entre la cholestérine du sérum et celle des urines.

6° Les liquides d'œdème, comme l'a montré M. Grigaut, contiennent fort peu de cholestérine.

7° Les liquides d'épanchements aigus de la plèvre ou du péritoine contiennent des quantités assez fortes de cholestérine, variant de 0 gr. 23 à 1 gr. 33 par litre (méthode de Grigaut) ou de 0 gr. 75 à 2 gr. 33 par litre (méthode d'Iscovesco).

8° Le rapport entre la cholestérine du sang et la cholestérine des liquides pleuraux ou péritonéaux paraît assez constant et oscille entre 1 et 2. Dans les néphrites, ce rapport est considérablement augmenté, car le chiffre de cholestérine des hydrothorax ne s'accroît pas parallèlement au taux de la cholestérine du sang.

9° Les liquides de vésicatoire contiennent plus de cholestérine que les liquides d'œdème; cependant, dans la tuberculose pulmonaire, la quantité de cholestérine du liquide de vésicatoire paraît être très diminuée et le rapport du taux de cholestérine du sang à celui du liquide de vésicatoire est très élevé.

INDEX BIBLIOGRAPHIQUE

Abrami (P.). — Les ictères infectieux d'origine septicémique et l'infection descendante des voies biliaires (Thèse. Paris, 1910).

Adamuck. — Voir Lauber.

Apert, Péchery et Rouillard. — Mesure de la cholestérinémie chez les diabétiques (Comptes rendus de la Société de biologie, 31 mai 1912, t. LXXII, p. 822).

Apert. — Traitement de la lithiase biliaire (*Le Monde médical*, 25 janvier 1912).

Arthus. — Précis de chimie biologique. La cholestérine, p. 252, 2e édition.

Aschoff. — Zür Frague der cholesterineste, Werfessung beim Menschen. Dem Hamburger Dermatologen P. G. Unna dermatologische Studien B. 21.

Boidin et Flandin. — Procédé rapide de diagnostic de l'hypercholestérinémie à l'aide de la saponine (Comptes rendus de la Société de biologie, 6 janvier 1912, p. 28).

— Pouvoir antihémolytique des sérums vis-à-vis de la saponine dans ses rapports avec le taux de cholestérinémie (*Presse médicale*, 15 novembre 1911, p. 932).

Brissemoret (A.) et Joanin (A.). — Sur l'action narcotique des carbures alicycliques et sur les propriétés somnifères de la cholestérine (Comptes rendus de la Société de biologie du 23 décembre 1911, p. 715).

— Sur les propriétés pharmacodynamiques de la cholestérine (Comptes rendus de la Société de biologie, 31 mai 1912, t. LXXII, p. 824).

Castaigne et Gouraud (P.-X.). — Etude de la cholestérine au point de vue pathologique et thérapeutique ; cholestérinémie chez la femme enceinte (*Journal médical français*, 15 janvier 1912, causerie de pratique médicale, p. 38).

Chauffard. — Valeur clinique de l'infection comme cause de la lithiase biliaire (*Revue de médecine*, 1897, p. 81).

— La lithiase du cholédoque (*Semaine médicale*, 10 janvier 1906).

— Les dépôts locaux de cholestérine et leurs rapports avec la cholestérinémie (*Revue de médecine*, 1911, Jubilé du professeur Raphaël Lépine, p. 176).

— Discussion à propos de l'article de MM. Lemoine et Gérard. Sur le dosage exact de la cholestérine dans le sérum (Bulletin et mémoires de la Soc. méd. des hôpitaux, 22 février 1912, p. 211).

— Pathogénie des rétinites albuminuriques (*Semaine médicale*, 24 avril 1912, n. 17).

Chauffard, Laroche (Guy). — Pathogénie du xantelasma (*Semaine médicale*, 25 mai 1910, p. 241).

Chauffard, Laroche (Guy), Grigaut (A.). — Le taux de la cholestérinémie chez les hépatiques (Comptes rendus de la Société de biologie, 7 janvier 1911).

— Evolution de la cholestérinémie de l'état gravidique et puerpéral (Société de biologie, 1er avril 1911, et l'*Obstétrique*, 5 mai 1911).

Chauffard, Richet (Charles) fils, Grigaut (A.). — La cholestérinémie au cours de la tuberculose pulmonaire (Comptes rendus de la Société de biologie, 25 février 1911).

— Dosage comparé de la cholestérine dans le sérum et dans les œdèmes (Comptes rendus de la Société de biologie, 4 mars 1911).

Chauffard (A.), Laroche (Guy), Grigaut (A.). — Evolution de la cholestérinémie au cours des infections aiguës (*La Semaine médicale*, du 6 décembre 1911).

— Fonction cholestérigénique du corps jaune. Preuves histologiques (Comptes rendus de la Société de biologie, 10 février 1912, p. 223).

- Fonction cholestérigénique du corps jaune. Preuves cliniques (Séance de la Société de biologie, 17 février 1912, p. 265).
— Evolution de la cholestérinémie chez les typhiques (Comptes rendus de la Société de biologie, 14 janvier 1911).
— Le taux de la cholestérinémie au cours des cardiopathies chroniques et des néphrites chroniques (Comptes rendus de la Société de biologie, 21 janvier 1911, p. 108).
— Evolution de la cholestérinémie au cours de l'état gravidique et puerpéral (Société de biologie, 1ᵉʳ avril 1911).
— Le taux de la cholestérine dans le sang du cordon ombilical et dans le liquide amniotique (Comptes rendus de la Société de biologie, 8 avril 1911).
— Le taux de la cholestérine dans le liquide céphalo-rachidien normal et pathologique (Comptes rendus de la Société de biologie, 27 mai 1911).

Cohn (P.). — Formation de la cholestérine dans le myome. Contribution à l'étude de la dégénérescence kystique des myomes (*Semaine médicale* du 8 novembre 1911, littérature allemande).

Collet. — Précis de pathologie interne, t. II, 5ᵉ édit., p. 79.

Denigès. — Manuel des travaux pratiques de chimie biologique des étudiants en médecine de la Faculté de Bordeaux (1907). Réaction de Salkowsky, p. 34.

Duval (Mathias) et Gley. — Traité élémentaire de physiologie, 1909, Ballières et fils.
— Etude analytique du sang, p. 319. Etude chimique de la bile, p. 244. La cholestérine, p. 38.

Flandin. — Voir Boidin et Flandin.

Ferré, Mauriac, Defaye. — Contribution à l'étude comparée du pouvoir hémolysant du sérum sanguin (hétérolyse) et de sa teneur en cholestérine. Société de biologie de Bordeaux du 7 mai 1912 (Comptes rendus de la Société de biologie, 24 mai 1912).
— Dosages comparés du taux de la cholestérine dans le sang et les humeurs (Réunion biologique de Bordeaux, 2 juillet 1912).

Gérard. — Contribution à l'étude des cholestérines végétales et animales. Toulouse, 1895 (*in* Précis de chimie physiologique de
Houguenenq, 2ᵉ édit., p. 181).

— Sur le dosage des lipoïdes dans les tissus et les organes animaux (Comptes rendus de la Société de biologie, 6 janvier
1912, p. 17).

— Sur le dosage précis de la cholestérine du sérum, du sang
normal (Comptes rendus de la Société de biologie, 3 février
1912, p. 168).

— Voir Lemoine et Gérard.

Gérard et Lemoine. — Sur la présence de traces de cholestérine dans
les urines normales (Comptes rendus de la Société de biologie, 17 juin 1911, p. 998).

— Sur le métabolisme des éléments antitoxiques des lipoïdes
(cholestérine, oxycholestérine, éthéro-oxydes de cholestérine, etc.) chez les tuberculeux. XIIᵉ Congrès de médecine
française, Lyon, 1911 (*La Tribune médicale*, 1912, p. 33,
p. 306).

— De l'exaltation des propriétés antitoxiques des lipoïdes (Comptes rendus de la Société médicale des hôpitaux, 9 décembre
1910, p. 674).

— Nouvelles recherches sur le traitement de la tuberculose par
la paratoxine basé sur l'action antitoxique du foie (1909,
Vigo frères, éditeurs).

— Sur la composition de l'extrait éthéré de la bile (Comptes
rendus de la Société médicale des hôpitaux, 31 décembre
1909, p. 935).

Gley. — Voir Mathias Duval et Gley.

Gouraud. — Voir Castaigne.

Grigaut. — Procédé colorimétrique de dosage de la cholestérine
dans l'organisme. Note préliminaire (Comptes rendus de la
Société de biologie, 7 mai 1910).

— Dosage colorimétrique de la cholestérine dans l'organisme.
Deuxième note (Comptes rendus de la Société de biologie,
14 mai 1910, p. 827).

— Procédé colorimétrique de dosage de la cholestérine dans le sérum (*Comptes rendus de la Société de biologie*, 7 mai 1911, 14 mai 1911).

— Le taux de la cholestérinémie chez les herbivores et les rongeurs (*Comptes rendus de la Société de biologie* du 29 juillet 1911, t. II, p. 274).

— Sur le dosage de la cholestérine dans les tissus. Procédé pondéral (*Comptes rendus de la Société de biologie*, séance du 18 novembre 1911, t. LXXI, p. 441).

— Méthode de dosage de la cholestérine dans le sérum et dans les tissus. Procédé colorimétrique (Séance de la Société de biologie, 25 novembre 1911, t. LXXI, p. 513).

— **A propos du dosage de la cholestérine.** Réponse à M. Gérard (*Comptes rendus de la Société de biologie*, 10 février 1912, p. 227).

— Voir Chauffard et Guy Laroche.

A. Grigaut et Charles Richet fils. — Fonction éliminatoire de l'intestin, Elimination du glucose, de l'urée du chlorure de sodium par la muqueuse gastro-intestinale (*Comptes rendus de la Société de biologie* du 27 janvier 1912, p. 143).

Gouget. — Pathogénie de l'artério-sclérose (*Journal médical français*, 15 février 1912, p. 58).

Guillian et Guy Laroche. — La fixation des poisons sur le système nerveux (*Semaine médicale*, 19 juillet 1911, p. 337.

Houguenenq. — Précis de chimie physiologique, 2ᵉ édit. (article de M. Gérard sur le *Dosage des cholestérines végétales et animales*, **p. 181**.

Iscovesco. — Etudes sur les lipoïdes de l'organisme. La ferro-létithine. La cholestérine (*Comptes rendus de la Société de biologie*, 21 décembre 1907, p. 744).

— Les lipoïdes dans les globules rouges. Préparation (*Comptes rendus de la Société de biologie*, 4 février 1908, p. 269).

— Les lipoïdes des globules rouges du sang. Les antihémolysines (*Comptes rendus de la Société de biologie*, 22 février 1908, p. 324).

— Les lipoïdes du sang. Pouvoir antihémolytiques. Emploi thérapeutique (*Comptes rendus de la Société de biologie*, 7 mars 1908, p. 404).

— Action antitoxique de la cholestérine. Travaux de M. E. Gérard, Lemoine, Vincent, sur son action antitoxique (Comptes rendus de la Société de biologie du 28 mars 1908, p. 548).

— Les lipoïdes du sang. Savons des sérums. Leur action hémolytique. Rôle protecteur des lipoïdes globulaires (Comptes rendus de la Société de biologie du 11 avril 1908, p 675).

Iscovesco et Foucaud. — Rôle antihémolytique de la cholestérine à l'égard des savons (Comptes rendus de la Société de biologie du 11 avril 1908, p. 677).

Iscovesco. — Les lipoïdes (*La Presse médicale*. Généralités. Propriétés physiologiques des lipoïdes, hémolyse. Applications médicales, 18 juillet 1908, 19 août 1908, 29 août 1908).

— Action antihémolytique de la cholestérine (Comptes rendus de la Société de biologie, 28 mars 1911).

— Le dosage des lipoïdes des organes, réponse à M. Gérard (Comptes rendus de la Société de biologie, 10 février 1912, p. 225).

— Etudes stalagmométriques. Tension superficielle et toxicité des liquides gastriques et intestinaux. Rôle antitoxique de la cholestérine (Comptes rendus de la Société de biologie, 16 décembre 1911, p. 637).

— Extraction totale de la cholestérine du sérum sanguin (Comptes rendus de la Société de biologie, 17 février 1912, p. 257).

— Dosage précis ou clinique de la cholestérine du sérum sanguin (Comptes rendus de la Société de biologie, 24 février 1912, p. 318).

— Morcellement des différents lipoïdes constitutifs des organes. Technique générale (Comptes rendus de la Société de biologie, 7 juin 1912, t. LXXII, p. 858).

Joanin. — Voir A. Brissemoret et A. Joanin.

Kinya-Kawamura. — Die Cholesterinestewerfettung (Cholesterinsteatose). Iéna, 1911.

Labbé (Marcel) et Besançon (F.). — Traité d'hématologie, 1904, p. 130 (Steinheil, éditeur).

Laroche (Guy). — Voir Chauffard, Guillan, Roussy, Pierre Marie.

— Fixation des poisons sur le système nerveux (Thèse, Paris, 1911).

— Etude biologique et chimique de l'absorption des toxines diphtériques et tétaniques par la substance nerveuse et des phénomènes corrélatifs (*Annales de l'Institut Pasteur*, décembre 1911, n. 12, p. 892).

— Rôle des protéides dans l'absorption et la neutralisation de la toxine tétanique par la substance nerveuse (Comptes rendus de la Société de biologie, 29 avril 1911, p. 657).

— Absorption et neutralisation de la toxine diphtérique par la substance nerveuse et ses lipoïdes phosphorés (Comptes rendus de la Société de biologie, 1er avril 1911, p. 516).

LAROCHE (Guy), GUILLIAN et GRIGAUT (A.). — Fixation de la toxine diphtérique sur la substance nerveuse (Société médicale des hôpitaux, 12 novembre 1909, p. 544-547).

LAROCHE et FLANDIN. — Recherches histologiques de la cholestérine dans la bile et les parois de la vésicule biliaire (Comptes rendus de la Société de biologie, 3 mai 1912, p. 660).

LAVASTINE et JONNESCO. — Recherches sur les lipoïdes des cellules de Purkinge du cervelet (Comptes rendus de la Société de biologie, 17 mai 1912, p. 750).

LAUBER et ADAMÜCK. — Ueber das Vorkommen von doppelbrechendem Lipoid in der Betzhaut bei Retinitis albuminurica, nebst Bemerkungen über die pathologische Anatomie dieser Erkrankung (*Archiv für Ophtalmologie*, 1909, vol. LXXI, p. 429-465).

LEMOINE. — Théorie de l'artério-sclérose basée sur la cholestérinémie (Discussion : MM. Chauffard, Lemoine, Gérard et Grigaut. Comptes rendus et bulletins de la Soc. méd. des hôpitaux, 29 février 1912, p. 227).

— Du rôle de la cholestérine dans le développement de l'artériosclérose et de l'athérome. Etude clinique et thérapeuthique (Vigo frères, éditeurs, 1909).

— Résultats éloignés obtenus dans la tuberculose par l'action thérapeutique des lipoïdes biliaires (Société médicale des hôpitaux, 22 décembre 1911).

Lemoine et Gérard. — Sur l'existence de la cholestérine dans l'urine des tuberculeux. Considérations sur l'importance de l'adiolysable urinaire comme agent de dissolution de ce composé (Congrès de Rome, 1912; *La Tribune médicale*, mai 1912, p. 219).

— Résultats fournis par les lipoïdes biliaires dans le traitement de la tuberculose (Congrès de Rome, 1912; *La Tribune médicale*, mai 1912, p. 233).

— Sur le dosage exact de la cholestérine dans le sérum (Bulletins et Mémoires de la Société médicale des hôpitaux de Paris, 22 février 1912, p. 208).

Marchand. — Cholestérine et sommeil (Comptes rendus de la Société de biologie, 26 avril 1912, p. 615).

Marie et Tifferneau. — Etudes de quelques modes de neutralisation des toxines bactériennes (*Annales de l'Institut Pasteur*, t. XXII, 1908, p. 289-299 et p. 644-657).

Marie et Laroche (Guy). — Structure et pathogénie de l'arc sénile (*Semaine médicale*, 2 août 1911, p. 361).

Mauriac (Pierre). — Voir Ferré, Mauriac, Defaye.

Mayer (André) et Schaeffer (Georges). — Dosage de la cholestérine par les méthodes de MM. Kumagawa et Windaus combinées (Comptes rendus de la Société de biologie, 8 mars 1911, p. 362).

Mutermilch (Stéphan). — Le rôle des lipoïdes en biologie (*Presse médicale*, 8 septembre 1909, p. 635).

Neumann (J.) et Ettemann. — Biologische Studiern über die weiblische Keinsdruse (*Wiener klin. Woch.*, 23 mars 1911, p. 411).

Péchery. — Voir Apert.

Pighini (Giacomo). — Ueber den Cholesteringehalt der Zumbalflüssigkeit einiger Geisteskrankheiten (*Zeitsch. f. physiol. chemie*, t. I, p. 508, 1909).

— La cholestérine nel liquido cefaloracidiano dei paralitiçi e sua participazione alla reazione di Wassermann (*La Riforma medica*, an. XXV, n° 3, p. 67-70, 1909).

Presse médicale.

RICHET (Charles) fils. — Voir A. Chauffard.

RIGNOIR (G.). — Propriétés des colloïdes usités en thérapeutique (Comptes rendus de la Société de biologie du 15 février 1908, p. 261).

ROGER (G.-H.). — Les maladies infectieuses (Masson, éditeur, 1902).
— Modifications du sang au cours des maladies infectieuses (t. II, p. 665).

ROUSSY (Gustave) et LAROCHE (Guy). — Sur la différenciation élective des diverses substances grasses dans les processus de désintégration du système nerveux (première note) (Comptes rendus de la Société de biologie, 7 juin 1912, t. LXXII, p. 853).

ROUILLARD. — Voir Apert.

SEMAINE MÉDICALE.

SOCIÉTÉ MÉDICALE DES HÔPITAUX (Mémoires et Bulletins de la).

SOCIÉTÉ DE BIOLOGIE (Bulletins de la).

TCHAEFFER. — Voir Mayer.

TIFFERNEAU. — Voir P. Marie.

TRIBUNE MÉDICALE. — Le dosage de la cholestérine dans le sérum et la cholestérinémie normale (M. G., *La Tribune médicale*, avril 1912, p. 161).

THIBIERGE (G.) et R.-J. WEISSEMBACH. — Xanthome tubéreux disséminé et généralisé avec hypercholestérinémie considérable (Bulletin et mémoire de la Société médicale des hôpitaux de Paris, 31 mars 1911).

WINDAUS. — Uber den Gehalt normaler und atheromatöser Aorten an Cholesterin und Cholesterinestern (*Hoppe seyler's Zeitschrift fur physiologische chemie*, 1910, Band 67, Heft 2, p. 174).

VIAULT et JOLYET. — Traité de physiologie élémentaire.

WEISSEMBACH. — Voir Thibierge.

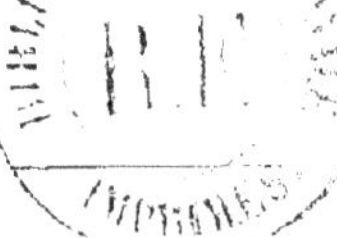

TABLE DES MATIÈRES

23 675 — Bordeaux, Imprimerie Y. Cadoret, rue Poquelin Molière, 17

ERRATA

Page 18, 12e ligne, *au lieu de :* rénumérerons, *lire :* prélèverons.

Page 23, note 1, *au lieu de :* Marfan, *lire :* Muller, Brissemoret et Joanin.

Page 26, Etude clinique, 8e ligne, *au lieu de :* constatés, *lire :* constaté.

Page 33, *au lieu de :* **Taux de la cholestérine chez la femme enceinte,** *lire :* **Taux de la cholestérinémie chez la femme enceinte.**

Pages 38 et 39, notes, la note (3) de la page 38 doit prendre la place de la note (1) de la page 39 et inversement.

Page 41, titre, *au lieu de :* **Dépôts oculaires de cholestérine,** *lire :* **Dépôts locaux de cholestérine.**

Page 43, Etude thérapeutique, 1re ligne, *au lieu de :* déclaré, *lire :* dit.

Page 96, obs. 65, *au lieu de :* *Tuberculose pulmonaire fébricitante,* *lire :* *Tuberculose pulmonaire.*

Page 100, *au lieu de :* **Néoplasmes. Hépatique,** *lire :* **Néoplasmes hépatiques.**

Page 103, obs. 98, *au lieu de :* paroxistique, *lire :* paroxystique.

Page 115, 7e ligne, *au lieu de :* fatiguant, *lire :* fatigant.

Page 121, *au lieu de :* HOUGUENENCQ, *lire :* HUGOUNENCQ.

Table des matières, *au lieu de :* 3. Dépôts locaux de cholestérine, page 41, *lire :* 3. Pathogénie, page 41.